Das neue Rückentraining

Prof. Dr. Ingo Froböse

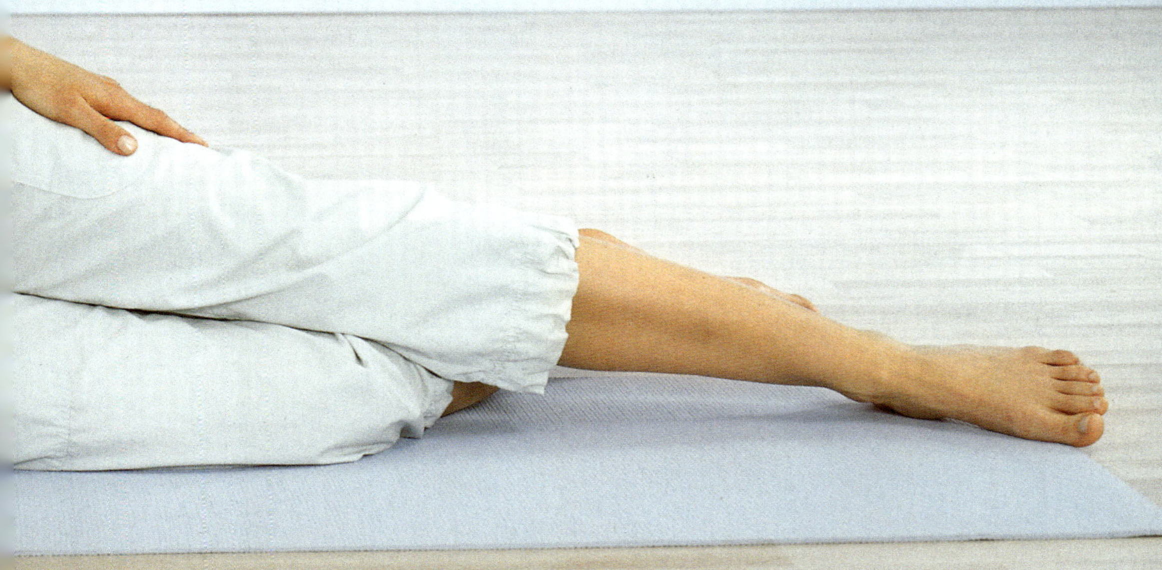

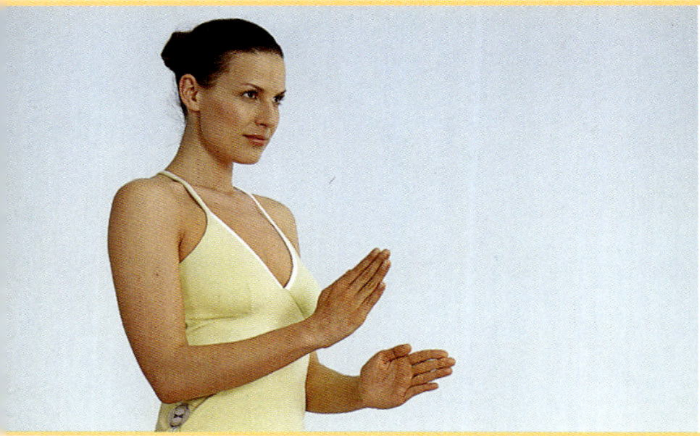

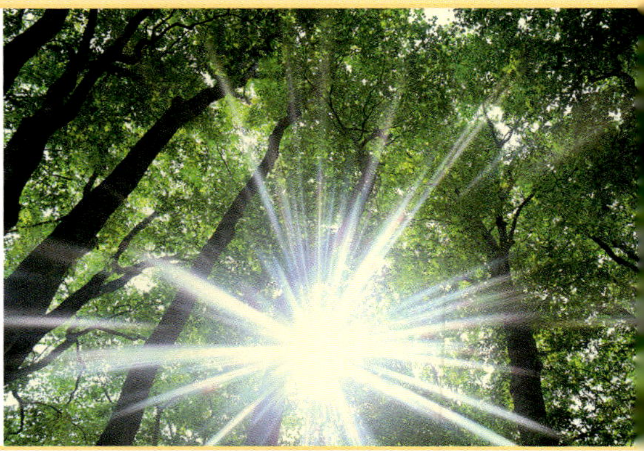

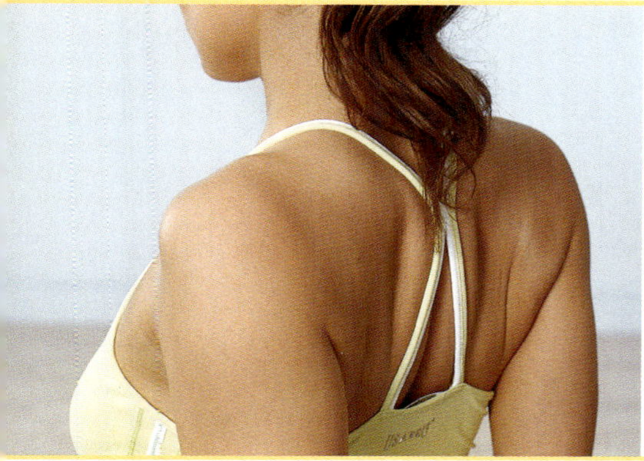

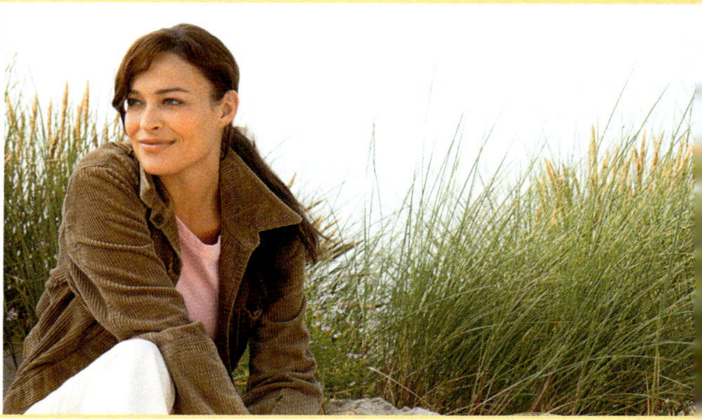

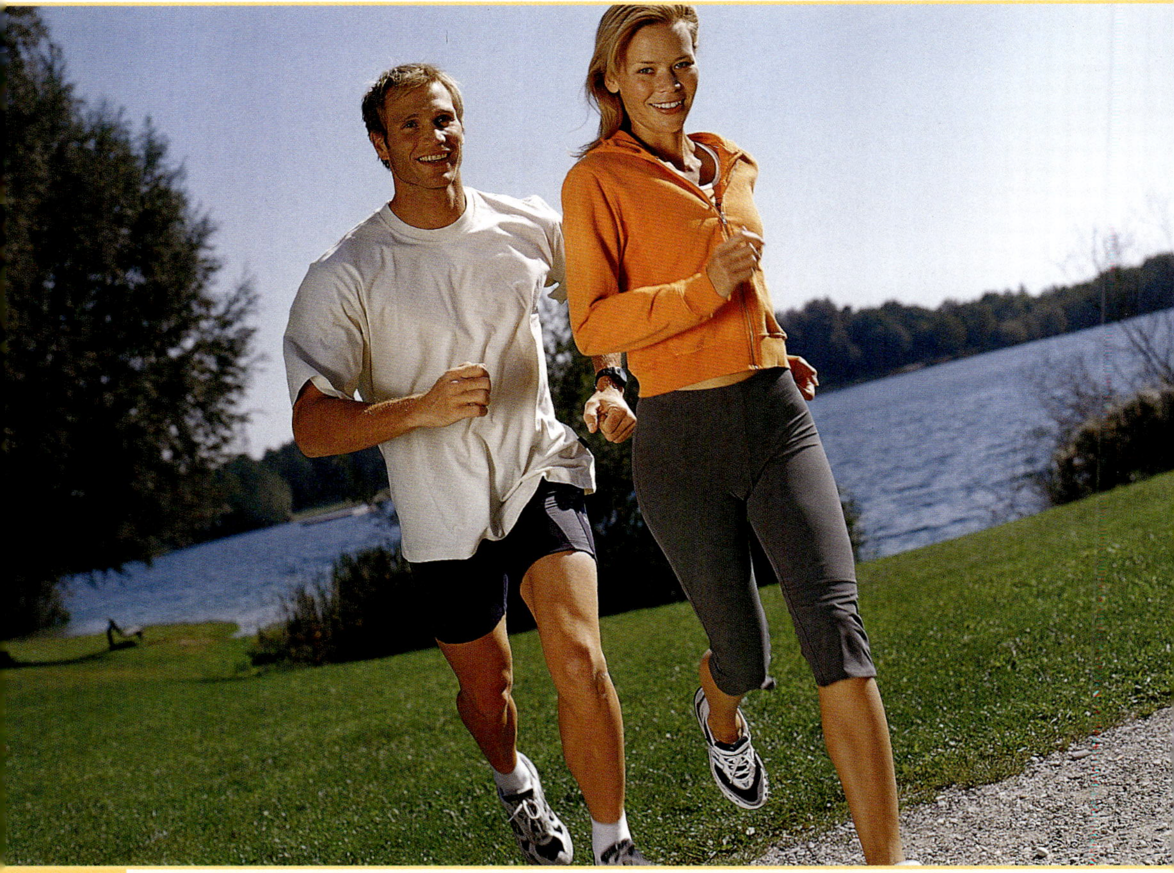

DER AUTOR

Professor Dr. Ingo Froböse ist Universitätsprofessor für Prävention und Rehabilitation an der Deutschen Sporthochschule Köln. Als Sportwissenschaftler mit dem Arbeitsschwerpunkt Gesundheitswissenschaften leitet er das Zentrum für Gesundheit an der Sporthochschule, der weltweit größten Sportuniversität. Sein Lehr- und Forschungsgebiet ist die Gesundheitsförderung, die Prävention und die Sporttherapie. Dabei geht er insbesondere der Frage nach, wie Bewegung und Sport auf die Gesundheit wirken und wie jeder davon profitieren kann. Er berät in diesen Fragen Krankenkassen, fast alle großen deutschen Magazine und Medien und ist auch im Fernsehen ein gefragter Gast. Der Autor gilt als einer der führenden Gesundheitsexperten in Deutschland.

Ein Wort zuvor

Rückgrat zeigen, ein breites Kreuz haben, stocksteif sein, sich etwas aufbürden, die Haltung verlieren, etwas auf die leichte Schulter nehmen oder eine schwere Last tragen ... Der Rücken ist nicht von ungefähr auch im Volksmund präsent. Er ist ein enorm wichtiger Teil unseres Körpers, der leider häufig Anlass zur Klage gibt. Dabei ist ein Großteil aller Rückenprobleme »hausgemacht« und hat keine organischen Ursachen. Es liegt an Ihnen, ob Sie – wie über 70 Prozent der Menschen – unter mehr oder weniger ausgeprägten Rückenschmerzen zu leiden haben. Nur jeder Fünfte bleibt sein Leben lang gänzlich davon verschont. Ist unser Rücken etwa doch zu schwach für das, was wir ihm zumuten? Nein, natürlich nicht! Die Natur hat mit dem Rücken ein Kunstwerk geschaffen, das in puncto Beweglichkeit, Belastbarkeit, Stabilität, Stoßdämpfung und Schutz der lebensnotwendigen Nerven einzigartig ist. Und wie jedes Kunstwerk, so verlangt auch dieses die richtige Pflege. Nur dann ist es den Lasten des Alltags gewachsen. Aber was ist richtig? Das erfahren Sie in diesem Buch, das auf den neuesten Erkenntnissen der Wissenschaft basiert.

Das Allerwichtigste für einen fitten Rücken gleich vorab: Bewegen Sie sich, und zwar so natürlich wie möglich! Um Sie dabei zu unterstützen, habe ich für Ihr neues Rückentraining ein vielfältiges Übungslexikon und alltagstaugliche Tipps zusammengestellt. Sie werden sehen, es ist wenig, was Sie dringend beachten müssen, jedoch eine Menge, was das neue Rückentraining bewirkt. Deshalb:

- Bewegen Sie sich. Schonung ist der direkte Weg in die Sackgasse.
- Trainieren Sie Ihre Muskeln, ganz besonders die tiefen Rückenmuskeln.
- Nehmen Sie die Signale ernst, die Ihnen Ihr Rücken sendet.
- Geben Sie dem Stress keine Chance, denn häufig haben Rückenprobleme psychische Ursachen.

Verändern Sie mit diesem Buch Ihr »Rücken-Leben«.

Ich wünsche Ihnen viel Erfolg dabei!

Ihr Professor Dr. Ingo Froböse

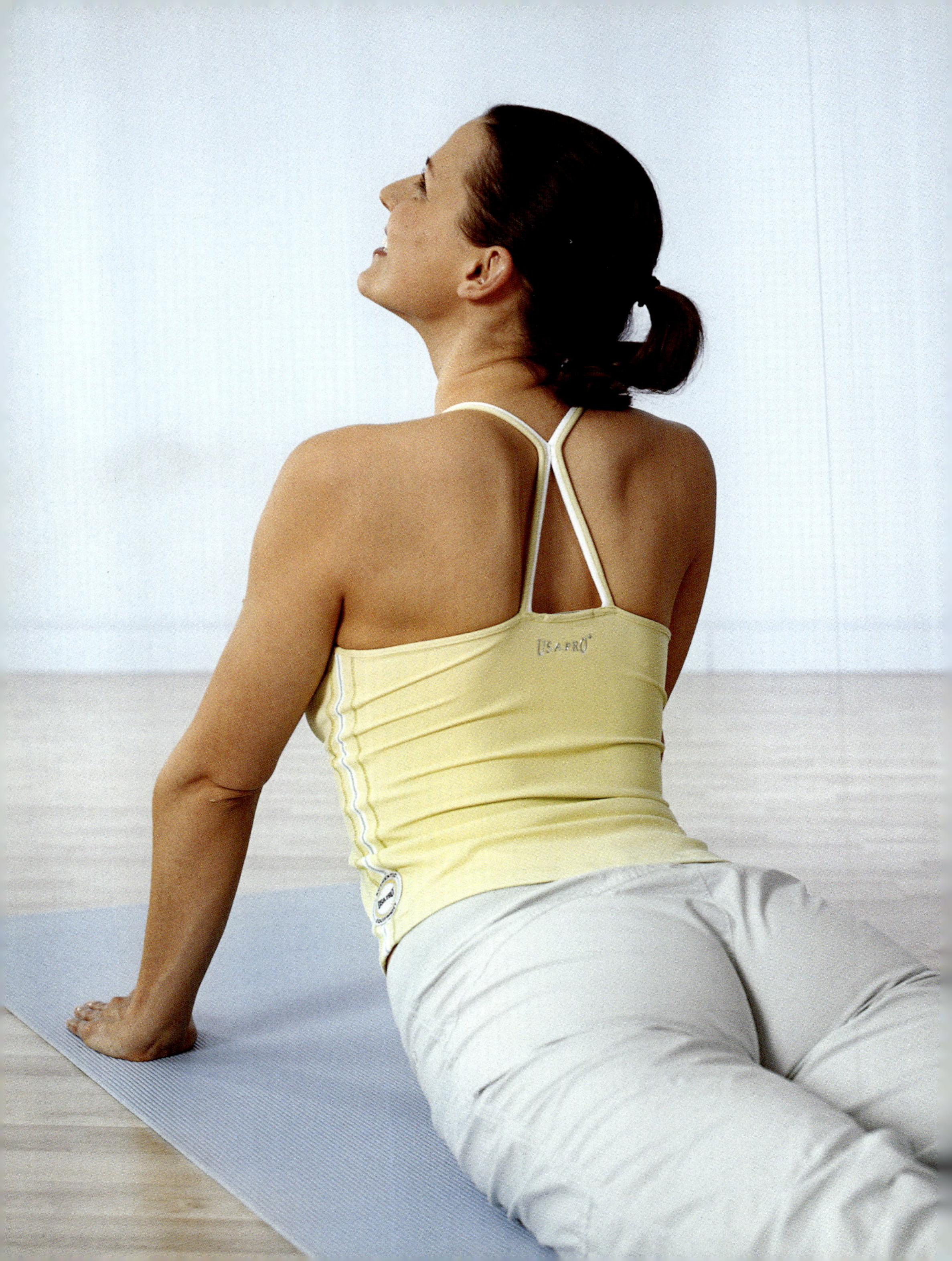
USAPRO

Das
eines Rückens

Den Rücken schonen, ihn in »Watte packen«, das wird seit vielen Jahren rigoros verbreitet. Doch gebracht hat das nichts. Im Gegenteil: Rückenschmerzen sind zur echten Volkskrankheit geworden. Schonung ist falsch, sie ist der Weg ins Unglück. Bewegung ist das neue Zauberwort für einen gesunden und vitalen Rücken! Damit können Sie aktiv vorbeugen. Werden Sie zum Coach Ihres Rückens!

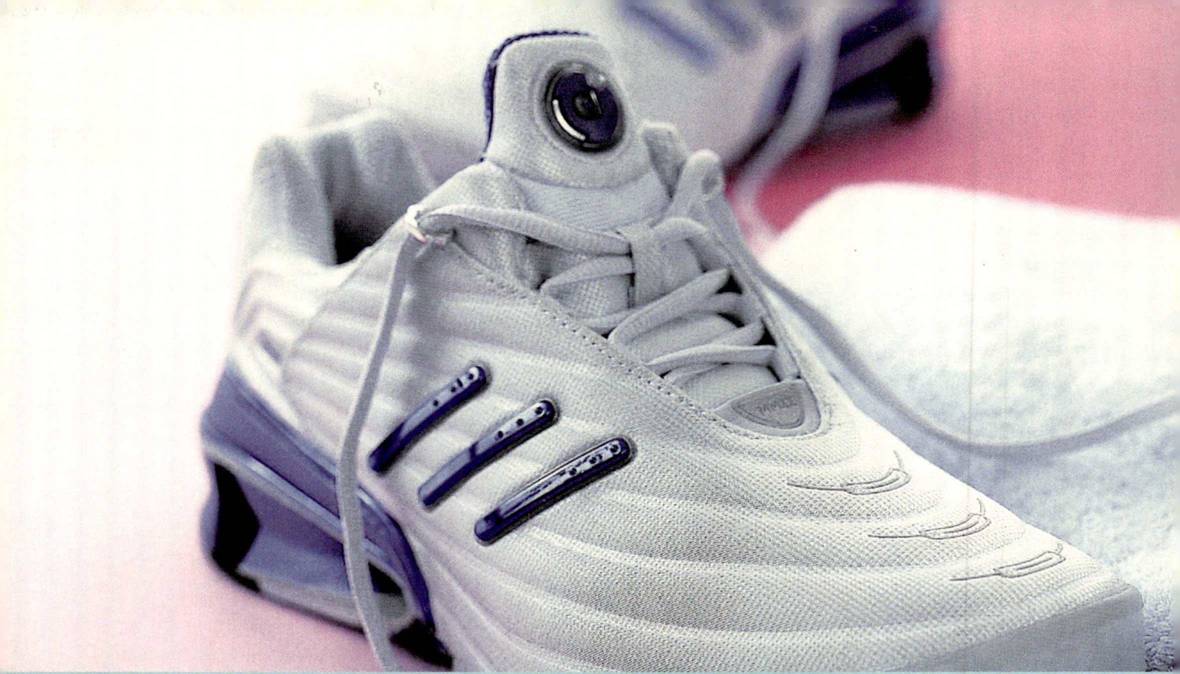

Der Rücken – stabil und mobil zugleich

Es ist wohl typisch menschlich, dass wir uns nur dann über etwas Gedanken machen, wenn es nicht so läuft, wie es sollte. Wann haben Sie sich beispielsweise das letzte Mal wirklich um Ihren Rücken gekümmert? Nur wenn er schmerzt, wird er plötzlich wichtig. Den Haaren, den Zähnen, dem Gesicht, den Händen, den Füßen und selbst dem Bauch wird mehr Beachtung geschenkt. Eine solche Ignoranz hat der Rücken nicht verdient! Und häufig rächt er sich dafür. Vielleicht kennen Sie das bereits.

Um gute Leistung bringen zu können, muss der Rücken äußerst beweglich und gleichzeitig stabil sein. Wie sonst könnten wir uns bücken, um die Schuhe zu binden, oder uns strecken, um Bücher aus dem obersten Regal zu nehmen? Oder wie sonst kämen wir unversehrt rückwärts mit dem Auto in eine Parklücke, könnten den Einkauf samt Flaschen für die ganze Familie nach Hause schleppen? Ohne einen beweglichen Rücken ist all das unvorstellbar.

Bleiben Sie stets in Bewegung

Das Allerwichtigste ist: Schonen Sie Ihren Rücken niemals! Schonung ist der direkte Weg in die Sackgasse. Das gilt selbst dann, wenn Sie gerade Rückenschmerzen haben. Versuchen Sie, sehr schnell wieder ein ganz normales, »bewegtes« Leben zu führen. Viele Ärzte empfehlen ihren Patienten bei Rückenschmerzen immer noch Bettruhe. Das ist kaum zu fassen, und das Ergebnis ist fatal. Es sollte allseits bekannt sein, dass bereits eine einwöchige Ruhestellung die Kraft der Muskeln um mehr als 25 Prozent reduziert. Auch alle anderen Strukturen des Rückens werden durch Schonung geschädigt: Bandscheiben werden dünner, Knochen brüchiger, Gelenke entwickeln Arthrose. Getreu dem Motto »Was nicht genutzt wird, das verkümmert« baut der Körper alles ab, was er momentan nicht braucht. In mancher Beziehung mag das ökonomisch sein, denn damit spart er Energie, die er anderswo sinnvoller einsetzen kann. Für den Rücken ist das geradezu tragisch: Ein inaktiver Rücken verliert innerhalb kürzester Zeit seine Stabilität, seine Festigkeit und seine Beweglichkeit. All jene Eigenschaften, die er dringend braucht, um seiner tragenden Rolle im Alltag gerecht zu werden. Deshalb sind Aktivität und Bewegung angesagt! Nutzen Sie also alle Möglichkeiten, die Ihnen Ihr Rücken bietet. Denn nur das, was genutzt wird, kann sich entwickeln.

Falsche Bewegungen gibt es nicht!

Eine Abnutzung der Wirbelsäule ist fast immer genetisch bedingt. Nur ein winziger Anteil der Rückenprobleme ist wirklich auf Überbeanspruchung am Arbeits-

TIPP

ROTIEREN IM DIENST DER GESUNDHEIT

Auch wenn die herkömmlichen Rückenschulen noch immer etwas anderes erzählen: Rotieren Sie Ihren Oberkörper und bücken Sie sich auch schon mal ganz natürlich, so, wie Sie spontan wollen. Damit fordern Sie sämtliche Strukturen und Muskeln. Besonders dann, wenn Sie nur geringes Gewicht zu heben oder zu tragen haben, sollten Sie sich in Ihren Bewegungen nicht einschränken. Das heißt natürlich nicht, dass Sie sich unkontrolliert und ruckartig bewegen sollen. Drehen Sie sich langsam und bewusst, dann wird nichts passieren. Ihre Wirbelsäule braucht auch Drehbewegungen, um stabil zu bleiben.

platz oder durch Sport zurückzuführen. Bewegungen oder Übungen, die Sie locker und problemlos durchführen können, sind daher niemals falsch. Das sind neueste, gesicherte Erkenntnisse der Wissenschaft!
Viele Menschen sind allerdings verunsichert, wie sie sitzen, stehen, etwas heben oder sich bücken sollen. Die meisten alten Regeln – das wissen inzwischen auch Krankenkassen – sind längst überholt. Das moderne Rezept heißt: Bewegen Sie sich so natürlich wie möglich. Nur so fordern Sie Ihren ganzen Rücken. Aber leider wird der Rücken heutzutage viel häufiger unterfordert als überfordert, teilweise auch aus falsch verstandener Vorsicht. Die Unterforderung ist in erster Linie auf die enormen Veränderungen der Lebensbedingungen zurückzuführen: Nicht von ungefähr sind im Zeitalter der Computertechnik und den vielen damit einhergehenden starr sitzenden Tätigkeiten die Rückenprobleme in der Bevölkerung rasant angestiegen, ein eindeutiges Resultat von Unterbeanspruchung. Und leider lassen Hektik und Schnelllebigkeit vielen Menschen sehr wenig Raum, für einen gesundheitsfördernden Ausgleich zu sorgen. Doch nur ein ständig bewegter Rücken bleibt dauerhaft beschwerdefrei.

Werden Sie zum Coach Ihres Rückens

Rückenschmerzen gehören zu den häufigsten Gründen, weshalb Menschen in den modernen Industriegesellschaften einen Arzt aufsuchen. Eine groß angelegte Studie der Europäischen Union zur Vorbeugung gegen Rückenschmerzen brachte es 2004 – übrigens durchaus erwartungsgemäß – an den Tag: Der Hauptverursacher von Rückenproblemen ist in ganz Europa (und vermutlich darüber hinaus) derselbe: Bewegungsmangel. Die Experten analysierten gleichzeitig, welche Maßnahmen am besten helfen, um Rückenbeschwerden vorzubeugen. Das Ergebnis war wiederum klar und eindeutig: aktiv sein, und zwar so häufig und vielfältig wie möglich. Dabei ist es – fast – völlig egal, was Sie tun. Hauptsache, Sie tun überhaupt etwas und bewegen sich regelmäßig. Nach Aussage der Wissenschaftler könnten auf diese Weise mehr als 90 Prozent aller Rückenbeschwerden vermieden werden.
Das sind doch rosige Aussichten, oder? Dafür müssen Sie Ihren Rücken jedoch pflegen und trainieren und die Verantwortung für ihn übernehmen. Werden Sie zu seinem Coach! Nutzen und mobilisieren Sie seine vielfältigen Fähigkeiten. Rückenprobleme sind dann kein Thema mehr für Sie.

ENTSCHEIDENDE GRÜNDE FÜR DAS NEUE RÜCKENTRAINING

- Das Bedeutendste am neuen Rückentraining ist: Fordern Sie Ihren Rücken. Belasten Sie ihn, bewegen Sie sich ganz natürlich, vermeiden Sie Schonhaltungen, seien Sie aktiv. So befreien Sie sich aus dem Teufelskreis, der immer mehr Strukturen Ihres Körpers schwächt und über kurz oder lang unweigerlich zu Problemen führen muss. Mit dem neuen Rückentraining wappnen Sie sich dagegen – und das ein Leben lang!
- Jeder Mensch besitzt das Potenzial, aus eigenen Stücken das Problem Rückenschmerz in den Griff zu bekommen. Genau hier setzt das neue Rückentraining an. Dazu ist es vor allem wichtig, sich möglichst viel zu bewegen!
- Nur drei bis fünf Prozent der Rückenprobleme werden von den Bandscheiben verursacht. Meistens ist es viel einfacher und unproblematischer: Muskeln und Bänder lösen die Beschwerden aus. Deshalb müssen sie andauernd trainiert werden.
- Häufig wird über die Bedeutung der Muskeln gesprochen. Doch die wichtigsten, die kleinen tiefen Rückenmuskeln, werden meist vergessen, obwohl nur sie einen fitten Rücken garantieren. Diesen Fehler macht das neue Rückentraining nicht. Ganz im Gegenteil – die tiefen Rückenmuskeln rücken in den Mittelpunkt.
- Es gibt keine falschen Bewegungen und keine unkorrekten Haltungen. Vielmehr reduziert jede Bewegungseinschränkung die natürlichen Möglichkeiten des Menschen, seine Muskeln zu kräftigen. Mit geschwächten Muskeln wird der Rücken jedoch immer weniger leistungsfähig. Schonung führt in die Sackgasse. Schmerzen sind die absehbare Folge.
- Selbst das Hohlkreuz ist kein Problem. Auch nicht, sich nach vorn zu bücken. Damit erhält sich die Wirbelsäule ihre Beweglichkeit. Sie würde sonst versteifen und ihre flexible S-Form verlieren. Die braucht sie dringend für ganz normale Bewegungen. Deshalb sollten alle Bewegungsrichtungen genutzt werden.
- Der Rücken ist kein »totes« Material – ganz im Gegenteil. Über seine Nervenbahnen und Nervenzellen gelangen laufend Informationen über das Befinden des Rückens zum Gehirn. Bei zu hohen Belastungen werden auch Warnsignale über die Nervenbahnen ausgesendet und müssen nur verstanden und beachtet werden. Aus diesem Grund ist das Wahrnehmungstraining beim neuen Rückentraining so wichtig.
- Auch die Psyche wird berücksichtigt! Denn alle Belastungen des Alltags, wie Stress am Arbeitsplatz oder Probleme innerhalb der Familie, Zukunftsängste oder Geldsorgen, wirken sich unweigerlich auf den Rücken aus und lassen die Muskeln verspannen. Dafür gibt es spezielle Entspannungsübungen.

Wer rastet, der rostet

Sie wissen vermutlich gar nicht so genau, was Ihrem Rücken gut tut und was nicht. Dabei ist es recht einfach: Alles ist möglich – nur Nichtstun ist falsch. Denn wer rastet, der rostet. Sie dürfen Ihrem Rücken eine Menge zumuten und zutrauen. Selbstverständlich sollen Sie auch nach den neuesten Erkenntnissen etwas vorsichtiger mit Ihrem Rücken umgehen, solange er nicht wirklich fit und gesund ist. Was in diesem Fall zu beachten ist, erfahren Sie ab Seite 113. Grundsätzlich aber können Sie sich schon einmal merken: Schützen Sie Ihre Muskeln besonders gegen Kälte, denn niedrige Temperaturen schwächen sie. Wenn Sie psychisch belastet und gestresst sind, dann entspannen Sie Ihre Muskulatur, bevor Sie körperlich anstrengenden Aktivitäten, beispielsweise der Gartenarbeit, nachgehen. Beginnen Sie bei Trainingsübungen (ab Seite 60) zunächst mit der leichtesten Variante und wechseln Sie erst mit gekräftigten Muskeln zum nächsthöheren Schwierigkeitsgrad. Aber beenden Sie zum Wohle Ihres Rückens das Nichtstun, damit Sie nicht (mehr) in den Teufelskreis der Schonung (siehe Kasten unten) geraten.

INFO

DER TEUFELSKREIS DER SCHONUNG

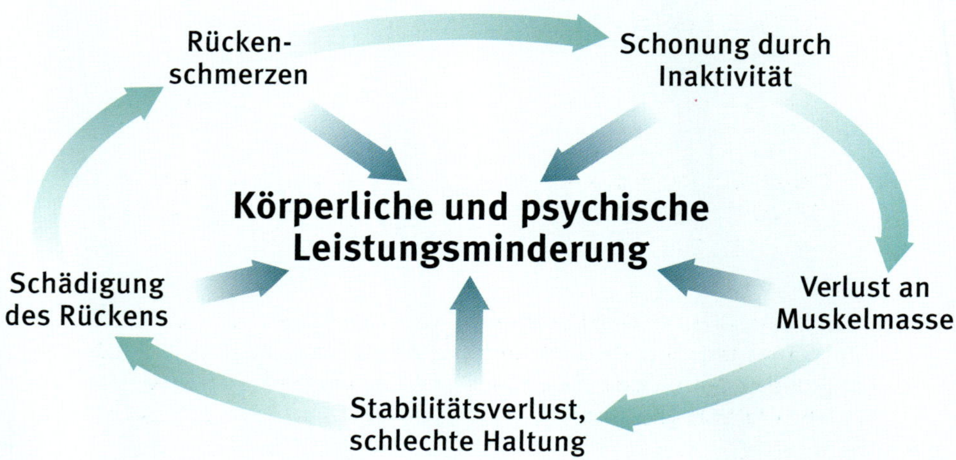
Rücken-
schmerzen
Schonung durch
Inaktivität
Körperliche und psychische
Leistungsminderung
Schädigung
des Rückens
Verlust an
Muskelmasse
Stabilitätsverlust,
schlechte Haltung

DIE TOP-TEN-RISIKEN FÜR DEN RÜCKEN

1 BEWEGUNGSMANGEL

Frauen legen im Durchschnitt täglich etwa 400 Meter, Männer sogar nur 250 Meter zu Fuß zurück. Das ist zu wenig für den Körper. Mehr Aktivität würde 90 Prozent aller Rückenprobleme verhindern.

2 ARBEITSUNZUFRIEDENHEIT UND ÜBERFORDERUNG

Unzufriedenheit, Zeitdruck und Motivationsprobleme machen aus einer harmlosen, normalen Verspannung ein großes Problem.

3 DAS ALTER

Bis zum 60. Lebensjahr nimmt die Zahl der Rückenpatienten stetig zu, danach nimmt sie allerdings wieder ab.

4 GENE UND ERKRANKUNGEN

Degeneriert die Wirbelsäule, dann sind in 70 Prozent der Fälle die Gene dafür verantwortlich.

5 SCHWANGERSCHAFT

Durch die Schwangerschaft werden zahlreiche Strukturen überfordert und instabil. Das kann bis lange nach der Geburt anhalten.

6 GLEICHFÖRMIGE, EINSEITIGE TÄTIGKEITEN

Menschen, die tagein, tagaus gleiche Bewegungen machen, sind stärker gefährdet. Die Höhe der Belastung spielt nur eine untergeordnete Rolle.

7 FRÜHERE RÜCKENPROBLEME

Wer schon einmal Rückenprobleme hatte, bekommt mit mindestens doppelter Wahrscheinlichkeit erneut welche.

8 SCHONUNG

Schonung heißt Unterforderung, und diese ist Gift für den Rücken.

9 EINE DIAGNOSE

Jede Diagnose, auch wenn sie noch so unerheblich ist, verstärkt das Problem und manifestiert den Rückenschmerz – schließlich liegt ja eine Diagnose vor.

10 VIBRATIONEN

Ein ständiges Vibrieren besonders im Frequenzbereich von 4 bis 6 Hertz überbeansprucht alle Strukturen der Wirbelsäule. Speziell die Muskeln müssen dann viel mehr Arbeit leisten. Bei Kraftfahrern sind vibrationsbedingte Schädigungen des Rückens bereits als Berufskrankheit anerkannt.

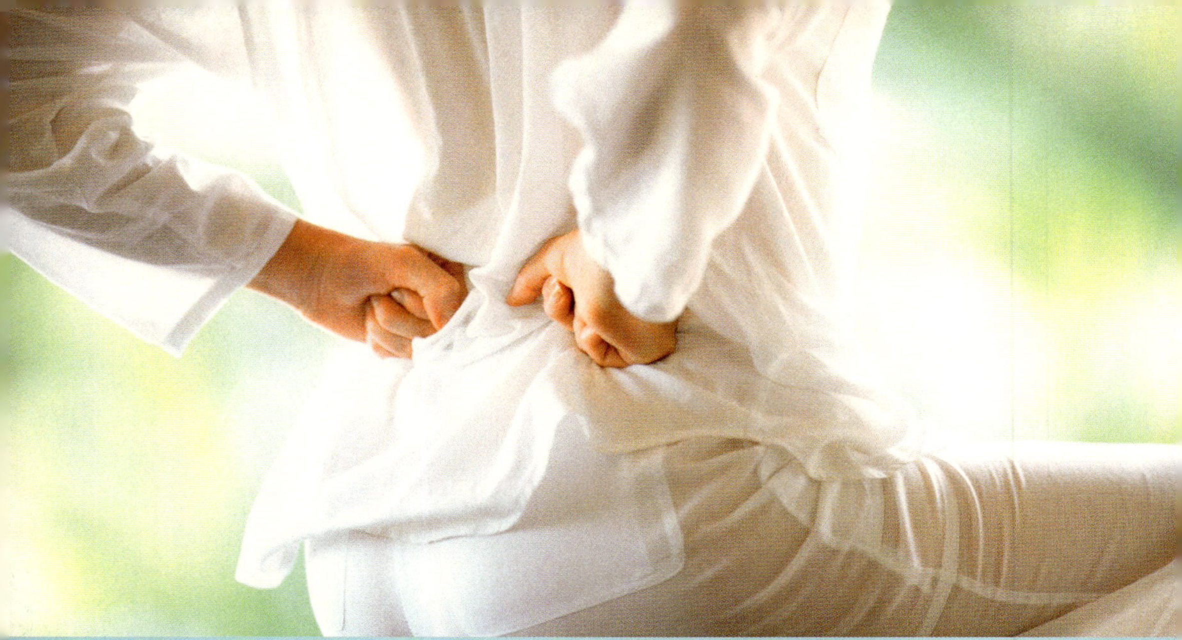

Die Bausteine des Rückens

Vor etwa vier Millionen Jahren wurden unsere Vorfahren recht modern: Erstmalig konnte ein Lebewesen (der Hominide) auf zwei Beinen gehen, laufen, rennen und springen. Später konnte es Werkzeuge und Waffen benutzen. Die Aufrichtung der Wirbelsäule – ein Balanceakt der Evolution. Gegen die Schwerkraft aufrecht stehen und gehen, das schaffen die knöchernen Elemente des Rückens gemeinsam mit den flexiblen dynamischen Strukturen. Obwohl der Rücken auf der Rückseite des menschlichen Körpers liegt, ist er ein zentrales Organ, das als Einheit verschiedener Systeme verstanden werden muss. Dazu gehören die Wirbelsäule, die sich wiederum aus verschiedenen Teilen zusammensetzt, die Muskulatur sowie das Nervensystem mit dem Rückenmark. Alle diese Bestandteile sind gleich wichtig und garantieren nur zusammen die erstaunliche Leistungs- und Belastungsfähigkeit. Lernen Sie die einzelnen Bestandteile Ihres Rückens und ihre Funktionen kennen. Dann werden die Ursachen für Rückenschmerzen bald deutlich.

Die Wirbelsäule – ein technisches Meisterwerk

Sicherlich haben Sie auch früher schon Abbildungen einer Wirbelsäule (Seite 17) gesehen. Mit ihren stabilen und flexiblen Elementen gleicht sie einem langen, gekrümmten Stab. Die stabilen Bausteine sind die knöchernen Wirbelkörper, zu den flexiblen Elementen zählen die Wirbelgelenke, die Bänder und die Bandscheiben. Nur durch die Kombination aller dieser Teile gelingt es der Wirbelsäule, so vielfältig zu sein. Doch erst mit einigen weiteren Helfern, nämlich Muskeln, Bändern, Sehnen, Nerven, Kapseln und Blutgefäßen, wird sie zum Leben erweckt.

Die Wirbelsäule steht in einem engen funktionellen Zusammenhang mit den angrenzenden Gelenken (Becken, Hüftgelenke, Schultern) und den unteren Extremitäten, den Beinen. Die Beine bilden den mobilen Unterbau. Nur wenn die Gelenke der Beine und die Beinmuskulatur intakt sind, können sie die Wirbelsäule wirksam entlasten, die täglich einer Vielzahl gegensätzlicher Anforderungen gerecht werden muss. Sie muss sich beugen oder strecken, rotieren oder stabil sein. Und sie hat, zusammen mit den Beinen, das Körpergewicht zu tragen. Die an sie gestellten Ansprüche kann die Wirbelsäule nur deshalb erfüllen, weil sie einen hervorragend ausgeklügelten Aufbau besitzt. Jedem Bauingenieur würde der Plan sicher schlaflose Nächte bereiten, sollte er ein derartiges Konstrukt bauen wollen – und scheitern würde er noch obendrein.

TIPP

ALLTAG UND SPORT LASSEN SIE SCHRUMPFEN

Sport lässt Sie schrumpfen: Wenn Sie eine Stunde auf Asphalt joggen oder ein intensives Muskeltraining mit Hanteln durchführen, dann schrumpfen Sie in dieser Zeit um etwa 0,5 Zentimeter. Denn die Schwingungen der Wirbelsäule vergrößern sich bei Ihren sportlichen Aktivitäten. Das können Sie sich vielleicht besser vorstellen, wenn Sie die Wirbelsäule (Seite 17) mit einem Band, das Sie auf den Tisch legen, nachbilden: Je breiter Sie das doppelte S – also die Schwingungen – ausformen, desto kürzer wird Ihre Konstruktion. Auch dass Sie morgens ein bis zwei Zentimeter länger sind als abends, haben Sie diesen Schwingungen zu verdanken. Nachts wird die Wirbelsäule nämlich wieder flacher. Wenn Sie also auch tagsüber »groß« bleiben wollen: Recken und strecken Sie sich immer wieder mal recht ausgiebig!

Krümmungen und Kurven zum doppelten S

In Laborversuchen brachten amerikanische Wissenschaftler Ratten und Mäuse dazu, sich nur auf den Hinterläufen zu bewegen. Damit wurden die Tiere von Vier- zu Zweibeinern manipuliert. Und siehe da – die Wirbelsäule der Tiere veränderte sich und bildete die doppelte S-Form aus, genau wie beim Menschen. Auch die S-Form der menschlichen Wirbelsäule entwickelt sich erst mit zunehmendem Alter, wenn das Gehen und die Schwerkraft ihren Einfluss ausüben. Die Wirbelsäule eines Embryos ist noch C-förmig gebogen. Beim Neugeborenen richtet sie sich schon etwas auf, und etwa ab dem zweiten Lebensjahr nimmt sie langsam ihre spätere Form an.

Im Bereich der Halswirbelsäule und der Lendenwirbelsäule zeigt die Wölbung nach vorn (Lordose). Die Brustwirbelsäule ist nach hinten gekrümmt (Kyphose). Zusammen mit der Wölbung des Kreuz- und des Steißbeins ergibt sich die doppelte S-Form, die als Dämpfungssystem noch immer unterschätzt wird. Dabei sind diese Krümmungen neben den Muskeln das Federungssystem der Wirbelsäule, das die Belastungen beim Hüpfen oder Laufen abfängt.

Wirbelkörper – 24 bewegliche Bausteine

Flexibel wie eine Gliederpuppe – so stellt sich die Wirbelsäule dar. Garant für die Flexibilität ist eine relativ große Anzahl von Einzelgliedern. Das sind die Wirbelkörper, die alle zusammen »übereinander gestapelt« das bewegliche Knochengerüst – auch Rückgrat genannt – darstellen. Dazu gehören sieben Halswirbel, zwölf Brustwirbel und fünf Lendenwirbel. Somit bilden 24 Wirbelkörper die mobilen Glieder der Wirbelsäule. Der untere Abschluss setzt sich zusammen aus fünf unbeweglichen Kreuzbeinwirbeln und vier oder fünf weiteren Wirbeln, dem Steißbein. Insgesamt besitzen wir demnach also 33 oder 34 einzelne Wirbelkörper. Kein Wirbel gleicht dem anderen. Je nach Ort und Aufgabe sind die Wirbelkörper unterschiedlich aufgebaut, um ihre Funktion optimal erfüllen zu können.

- Im Halsbereich befinden sich recht zierliche Bauelemente, die eine hohe Beweglichkeit besitzen und Sie den Kopf in alle Richtungen drehen lassen.
- Die Wirbelkörper im Brustbereich sind schon deutlich größer. Das hat einerseits mit der zunehmenden Belastung durch das Körpergewicht zu tun.

Andererseits hat es aber auch damit zu tun, dass die Brustwirbel ausreichend Platz für die daran ansetzenden Rippen bieten müssen.

- Die Lendenwirbel sind richtige Brocken. Sie müssen schließlich auch den größten Teil vom Gewicht des Rumpfes tragen. Aufgrund ihrer Größe sind sie allerdings wesentlich unbeweglicher.
- Die unterhalb der Lendenwirbel liegenden fünf Kreuzbeinwirbel sind nicht beweglich, sondern zu einer Knochenplatte zusammengewachsen.
- Den Abschluss bildet das Steißbein, das aus vier oder fünf einzelnen Wirbeln besteht, die ebenfalls miteinander verwachsen sind. Ob vier oder fünf, das ist individuell unterschiedlich und ohne große Bedeutung. Das Steißbein spüren Sie übrigens meist unangenehm, beispielsweise dann, wenn Sie sich daran stoßen oder darauf fallen, denn das ist sehr schmerzhaft.

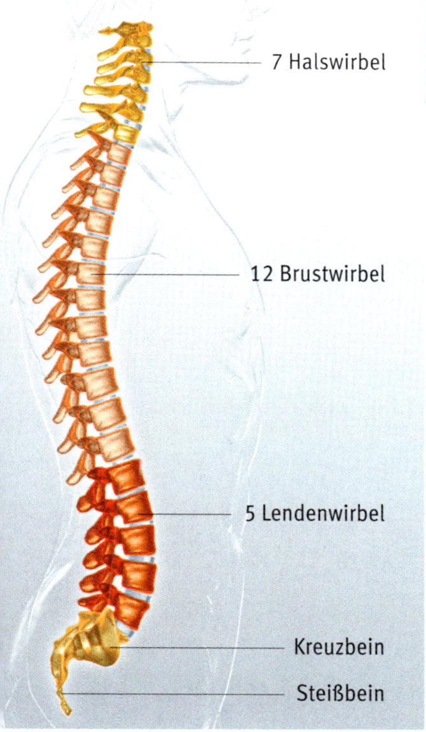

INFO

»SCHLECHTWETTERECKEN« DES RÜCKENS

Deutschland hat Gegenden, die mit einer Schlechtwettergarantie vorbelastet zu sein scheinen. Auch die Wirbelsäule hat ihre Schlechtwetterecke: 74 Prozent aller Beschwerden treten im Bereich des unteren Rückens auf, nämlich an der Lendenwirbelsäule. Das liegt daran, dass auf ihr der größte Druck des Körpergewichts lastet. Und beweglich ist der Lendenwirbelbereich auch kaum. Nur zwei bis drei Grad Drehung sind dort möglich. Abrupte Drehbewegungen mit schweren Lasten führen daher besonders häufig zu einem »Unwetter« in dieser Gegend der Wirbelsäule. Etwas »sonniger« ist dagegen der Bereich um die Halswirbelsäule. Sie ist nur in 25 Prozent der Fälle gefährdet. Der kleine Rest von einem Prozent betrifft die bewegliche Brustwirbelsäule. Eine alte Bauernregel gilt aber auch für den Rücken: »Auf Regen folgt irgendwann wieder Sonnenschein.«

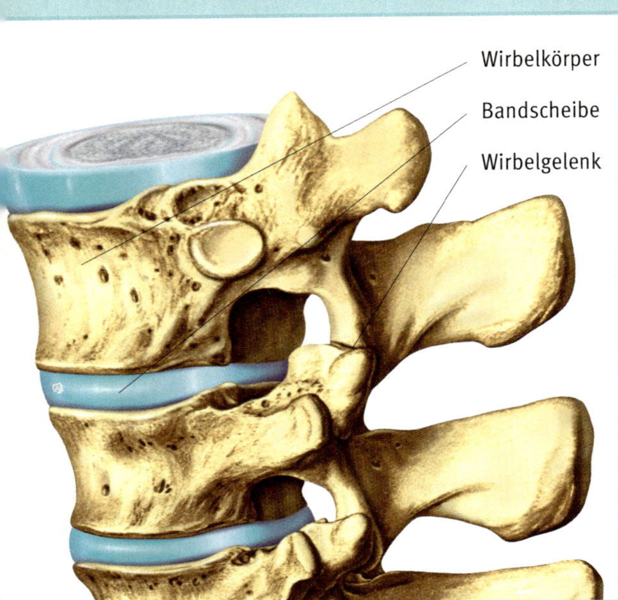

Kleine Wirbelgelenke verbinden die Wirbelkörper miteinander.

Gar nicht so fest – die knöchernen Elemente

Von außen betrachtet scheinen die Wirbelkörper fest und stabil zu sein. Der Eindruck trügt, denn nur die relativ dünne Außenschicht der Körper besteht aus festem Knochenmaterial. Das Innere sind feine, zarte Knochenlamellen, die ein Netzwerk senkrechter und waagerechter Verbindungen bilden. Ein genialer Schachzug der Natur. Denn dadurch werden die einzelnen Körper viel leichter, ohne jedoch ihre Festigkeit zu verlieren. Um diese Festigkeit zu erhalten, muss das Knocheninnere je nach Anforderung umgebaut und verbrauchtes Material abtransportiert werden.

Die kleinen und filigranen Wirbelgelenke

Jeder einzelne Wirbelkörper ist über kleine Gelenke mit seinen Nachbarn verbunden und verzahnt. Es handelt sich, obwohl klein und filigran gebaut, um echte Gelenke mit Knorpel, Gelenkkapsel und sichernden Bändern. Besonders wichtig ist die jeweils dazugehörige tiefe Muskulatur (Seite 23), wodurch die kleinen Gelenke bewegt, aber auch kontrolliert werden. Alle Gelenke führen relativ große Bewegungen aus, deshalb ist die sichernde und stabilisierende Muskulatur auch so bedeutsam. Ohne deren Hilfe und Unterstützung können die Gelenkflächen verrutschen oder sich sogar verkanten. Das tut weh.
Je nach Lage des Wirbelkörpers sind die Flächen der kleinen Gelenke unterschiedlich ausgerichtet:

- Im Bereich der Halswirbelsäule stehen sie flach und fast horizontal zum Boden und ermöglichen so weiträumige Kopfbewegungen.
- In der Brustwirbelsäule stehen sie recht steil und erlauben damit vor allem Drehbewegungen des Oberkörpers nach links und rechts.

- In der Lendenwirbelsäule schließlich stehen die Gelenkflächen beinahe senkrecht, sodass fast nur Beuge- und Streckbewegungen möglich sind.

Bänder sind elastische Sicherheitsgurte

Mit dem Fuß umzuknicken schmerzt ziemlich. Verantwortlich dafür ist eine Dehnung oder sogar Überdehnung der Bänder, die das Sprunggelenk gegen zu große Bewegungen sichern sollen. Bänder finden sich als Sicherheitsgurte in allen großen und kleinen Gelenken des Körpers. Je nach Lage und Aufgabe sind sie mehr oder weniger fest oder elastisch. Auch an der Wirbelsäule befinden sich solche Bänder. Ihre Aufgabe ist es, die einzelnen Wirbelkörper miteinander zu verbinden und zu stabilisieren. Dabei wird zwischen aktiven und passiven Bändern unterschieden:

- Die aktiven Bänder an der Wirbelsäule – das vordere und hintere Längsband sowie das so genannte gelbe Band – sind fest und straff gespannt. Wenn Sie sich aus der aufrechten, normalen Haltung bewegen, zum Beispiel leicht nach vorn bücken, dann werden diese Bänder noch weiter gespannt und die Wirbelkörper gesichert. Wenn Sie sich aufrichten, versuchen die Bänder, ihre normale Länge und Anspannung wiederherzustellen, und unterstützen damit die Muskulatur.
- Die Gelenkkapsel und die Bänder an den Rändern der Wirbelkörper werden als passive Bänder bezeichnet. Denn wenn wir uns bewegen und sie angespannt werden, können sie nicht ohne Hilfe der Muskulatur in den Normalzustand zurückkehren. Allerdings schützen und sichern sie die Wirbelsäule bei extremen Bewegungen. Und sie sind wesentlich weniger schmerzempfindlich als die aktiven Bänder.

INFO

BÄNDER SIND EMPFINDLICH

Erst in den letzten Jahren hat die Wissenschaft erkannt, dass Bänder, besonders das hintere Längsband, sehr empfindliche Nervenfasern enthalten. Das ist zu spüren, wenn Bänder wegen Bewegungsmangel schlaff und länger werden und dadurch verrutschen. Oder wenn Druck auf sie ausgeübt wird, etwa aufgrund verspannter Muskeln, und sich die Wirbel leicht verschieben. In diesen Fällen sind die Bänder für Rückenschmerzen verantwortlich. Deshalb benötigen sie ständig Bewegungsreize, damit sie sich die für ihre Funktion nötige Festigkeit und Straffheit erhalten.

Ein kleines Wunderding – die Bandscheibe

Der Mensch besitzt 23 Bandscheiben. Sie liegen jeweils zwischen zwei Wirbelkörpern und dienen dem Wirbel als Drehscheibe. Es gibt kleinere und größere Bandscheiben – je nach Größe des dazugehörigen Wirbelkörpers. Die Bandscheiben nehmen insgesamt etwa 25 Prozent der Gesamtlänge einer Wirbelsäule ein. Die Dicke einer großen Bandscheibe beträgt etwa zehn Millimeter. Den äußeren Teil bilden Knorpelfasern, die gleichzeitig die Verbindung zu den Wirbeln darstellen. Das Innere besteht aus einer gallertartigen, zähen Flüssigkeit in einem Kerngehäuse, dessen wesentlicher Bestandteil wiederum Wasser ist. Stellen Sie sich dazu einfach einen mit Wasser gefüllten Luftballon vor.
Wussten Sie, dass die Bandscheiben ein Gewicht von 1500 Kilogramm unbeschadet tragen können? Und dennoch schaffen Menschen es, sie zu zerstören.

Bandscheiben sind Selbstversorger

Neben dem hohen Wasseranteil befinden sich im äußeren Faserring sowie innerhalb des Bandscheibenkerns elastische Fasern. Wie ein Gummiband können sich diese Fasern zusammenziehen oder dehnen. Deshalb sind sie so extrem belastbar. Diese Elastizität und die damit einhergehende Formveränderung bei einer Beanspruchung birgt noch eine weitere Besonderheit: Da die Bandscheiben kaum durchblutet sind, können sie nicht über das Kreislaufsystem versorgt werden. Sie sind das größte Selbstversorgungssystem unseres Körpers. Belastung und Entlastung sind die einzigen Nahrungslieferanten.
Wie bei einem nassen Schwamm wird bei einer Belastung Flüssigkeit aus der Bandscheibe herausgedrückt. Bei der Entlastung geschieht das Gegenteil: Flüssigkeit wird aufgesaugt, und die lebenswichtigen Nährstoffe dringen in das Innere ein. Dieser osmotische

> Bandscheiben sind »Stoßdämpfer«, die für hohe Belastbarkeit sorgen.

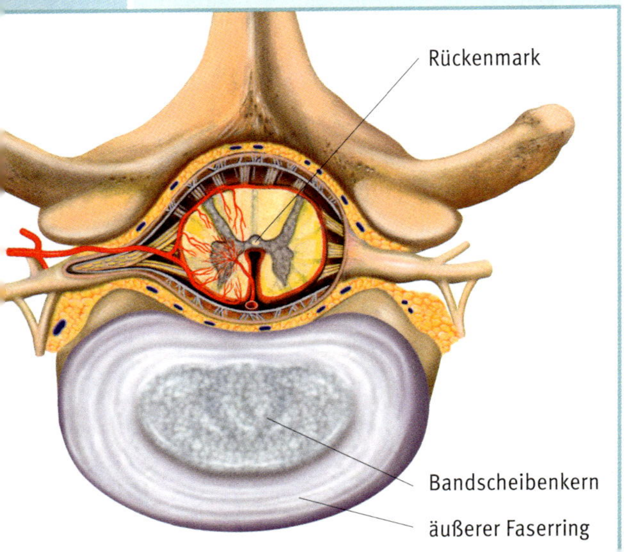

Prozess liefert die wichtigen Aminosäuren, die Glukose und den Sauerstoff. Die Bandscheibe hängt also »am Tropf« des Wechsels von Belastung und Entlastung. Wenn Sie starr sitzen, dann fehlt dieser Wechsel. Aber schon beim Gehen werden die Bandscheiben durchgewalkt, und die Versorgung beginnt.

Auf keinen Fall austrocknen lassen

Doch nur wenn sich genug Wasser im Bandscheibenkern befindet und damit dem Körper zur Verfügung steht, kann der osmotische Prozess ablaufen. Junge, unverbrauchte Kerne bestehen noch zu 90 Prozent aus Wasser. Ältere und ungenutzte Bandscheibenkerne weisen dagegen weniger Wasser auf. Etwa im Alter von 60 Jahren sinkt der Wasseranteil auf 60 bis 70 Prozent. Der Rest sind bindegewebige Strukturen, die bei einer intakten Bandscheibe nur zehn Prozent ausmachen. Bei Unterversorgung der Bandscheibe baut der Körper unelastische Materialien auf und lagert verstärkt Kalzium, Magnesium und Phosphor ein. Dadurch geht die Elastizität verloren. Ihre Ernährung wird schwieriger, und ihre Belastbarkeit nimmt ab. Ausreichender Wassergehalt baut vor. Also sorgen Sie stets für einen aktiven »Pumpmechanismus« (Seite 121).
Die Ihnen nun bekannten stabilen und flexiblen Elemente sind zwar das Gerüst unseres Bewegungsapparates. Sie bieten aber noch keine Gewähr für einen beweglichen Rücken ohne Probleme. Erst die Muskeln machen ihn mobil.

Die Muskulatur als Motor der Wirbelsäule

Ohne die etwa 150 verschiedenen Muskeln, von denen die Wirbelsäule bewegt, gestützt und getragen wird, wäre sie nicht funktionsfähig. Bereits unter einer Last von nur zwei Kilogramm (das entspricht etwa dem Fettdepot, das wir uns jedes Jahr zwischen Weihnachten und Neujahr zulegen) würde sie zusammenbrechen. Die Muskeln geben der Wirbelsäule die nötige Stabilität und machen sie zu dem, was sie ist: der Garant für aufrechte Bewegungen, ganz im Sinne der Evolution. Ein Mensch ohne Muskeln ist wie ein Auto ohne Motor. Die Muskeln bewegen unsere Gliedmaßen, lassen uns große und kleine Gegenstände greifen, Fahrrad fahren, laufen oder aufrecht sitzen. Selbst im Schlaf sind einige von ihnen noch aktiv. Wenn die Muskeln arbeiten, ziehen sie sich zusammen, in ihrer Entspannungsphase kehren sie in ihren Ruhezustand zurück. Den Impuls dazu geben die Nerven (Seite 26), die jeden Muskel gezielt mit Informationen versorgen.

Muskeln sind jedoch nicht nur für die Bewegungen der Wirbelsäule verantwortlich, sondern sie schützen sie auch. Viel früher und intensiver als die Bandscheiben und die Schwingungen üben die Muskeln bei auftretenden Belastungen eine Art Stoßdämpferfunktion aus. Sie fangen jeden Schritt ab und reduzieren – ähnlich einem Airbag im Auto – die Kräfte, die auf den Körper einwirken, um mehr als 90 Prozent. Nur den Rest muss die Wirbelsäule selbst abfangen. Die Muskulatur ist quasi die Lebensversicherung Ihres Rückens.

Die Schichten der Muskulatur

Wie in einem gut funktionierenden Spinnennetz arbeiten alle Muskeln des Rückens zusammen. Grob kann man sie in drei Schichten unterteilen.

- **Die tiefste Schicht** der Muskeln ist für die Wirbelsäule die wichtigste Gruppe. Sie besteht aus kurzen, aber kräftigen Muskeln, die gerade, schräg oder auch diagonal von Wirbelkörper zu Wirbelkörper ziehen. Damit gewährleisten sie die Stabilität der Wirbelsäule und sichern die täglichen Bewegungen der einzelnen Wirbel untereinander. Arbeiten diese Muskeln nicht richtig, dann können sich Wirbel verschieben oder kleine Wirbelgelenke verkanten.

INFO

EIN STARKER RÜCKEN SCHÜTZT NICHT, HILFT ABER VIEL

Kürzlich war ein richtiger Baum von einem Kerl in meiner Sprechstunde. Muskelpakete überall, auch am Rücken. Wie Arnold Schwarzenegger in seinen besten Zeiten. Dennoch hatte er starke Rückenschmerzen. Seine Kraftmesswerte waren super, aber diese sind kein Indiz für einen fitten Rücken. Bei unseren Tests stellte sich heraus, dass er seine Wirbelsäule nicht richtig stabilisieren konnte. Jede kleine Drehbewegung bereitete Probleme. Das ist gar nicht so selten. Die außen am Rücken liegende Muskulatur sieht zwar gut aus und kräftigt auch die Wirbelsäule. Entscheidender aber sind die kleinen, tiefen Rückenmuskeln (Seite 23). Sie sichern die Wirbelkörper bei allen Bewegungen gegeneinander ab. Damit wird wieder deutlich: Ein starker Rücken allein schützt nicht gegen Rückenbeschwerden – wenn man die falschen Muskeln trainiert.

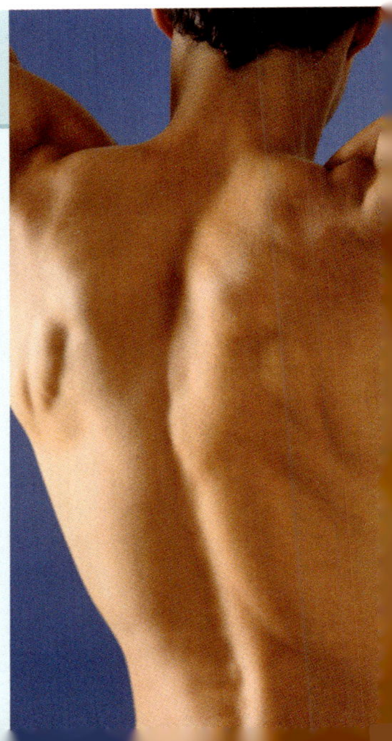

- **Die mittlere Schicht** der Muskeln liegt direkt darüber. Diese Muskelgruppe überbrückt die gesamte Länge der Wirbelsäule. Ausgangspunkt ist das Becken. Von diesem ziehen die zahlreichen einzelnen Muskelbündel fächerförmig zu den Wirbelkörpern hinauf bis zur Halswirbelsäule und zum Kopf. Sie stabilisieren die Wirbelsäule und verbinden sie mit dem Brustkorb. Ihre wichtigste Funktion ist jedoch, den Rücken nach vorn zu beugen und wieder aufzurichten. Wenn diese Muskeln geschwächt sind, können sich ebenfalls Wirbelkörper verschieben und dadurch Blockaden verursachen.
- **Die dritte Schicht** wird von den bei nacktem Oberkörper gut sichtbaren Muskeln gebildet. Sie liegen direkt unter der Haut. Diese dreieckigen oder rautenförmigen Muskeln beginnen an den tastbaren Dornfortsätzen der Wirbelsäule und ziehen zur Schulter und zur Hüfte. Sie verbinden das Becken und den Schultergürtel mit der Wirbelsäule. Auf diese Weise wird die Wirbelsäule in die Bewegung der Arme und Beine mit einbezogen.

Das Geheimnis der tiefen Rückenmuskulatur

Die kleinen und feinen Rückenmuskeln der tiefsten Schicht, die direkt an der Wirbelsäule liegen, sind das Geheimnis für einen gesunden Rücken. Sie sorgen dafür, dass die Wirbelkörper wie ein gut funktionierendes Zahnrad ineinander greifen. Sie garantieren die notwendige Stabilität und halten damit die Bandscheibe an ihrem Platz. Die kleinen Muskeln bestehen untypischerweise zu fast 50 Prozent aus Bindegewebe, des Weiteren aus ungewöhnlich großen Muskelfasern, die nirgendwo sonst im Körper zu finden sind. Durch diese Zusammensetzung werden sie zu dem am besten ausgeklügelten Stabilisierungssystem unseres Körpers. Leider lassen sie sich schwer trainieren. Normale Fitnessübungen sind jedenfalls eher wenig geeignet. Elastizität und Kraft der tiefen Rückenmuskulatur können Sie nur sichern, indem Sie sie mit kleineren Drehbewegungen des Rumpfes aktivieren.

Sensoren verhindern eine Überdehnung

Da die kleinen Muskeln rechts und links an der Wirbelsäule ansetzen, wird bei einer Drehbewegung die eine Hälfte der Muskeln kürzer und die gegenüberliegende Hälfte länger. Die Muskeln werden also gedehnt, und das registrieren kleinste Messfühler. Um die Muskeln bei einer Dehnung vor dem Zerreißen zu

INFO

DER FLUCH UNSERER VORFAHREN

Von unseren menschlichen Vorfahren haben wir viel Gutes geerbt, aber auch einiges Schlechtes. So ist es leider eine Tatsache, dass die tiefen Muskeln an der Wirbelsäule entwicklungsgeschichtlich bedingt am negativsten auf Bewegungsmangel und Schonung reagieren. Diese für die Stabilisierung der Wirbelsäule wichtigsten Muskeln verkümmern fast doppelt so schnell wie andere. Das hat zur Folge, dass die Wirbelsäule bei allen Drehbewegungen instabil wird, denn die einzelnen Wirbelkörper sind nicht mehr ausreichend gesichert. Deswegen können plötzlich Probleme auftreten, wenn Sie sich bücken und gleichzeitig den Rumpf zur Seite drehen. Bei Drehbewegungen müssen nämlich die kleinen, tiefen Muskeln viel mehr Arbeit leisten als sonst. Können sie das nicht, dann verkanten Wirbel oder blockieren gar. Das ist richtig schmerzhaft.

schützen, melden diese Messorgane »Gefahr!«. Oft reichen schon kleinste Drehbewegungen für eine Gefahrenmeldung aus. Die Messorgane leiten ihre Information an die Nerven des Rückenmarks (Seite 26) weiter. Von dort bekommt der Muskel das Signal, sich anzuspannen, um eine weitere Dehnung zu verhindern. Ein ganz natürlicher Reflex, der verhindern soll, dass die kleinen Muskeln Schaden nehmen. Für das Training können Sie diesen Reflex allerdings hervorragend nutzen. Da die Dehnung eine Anspannung der Muskulatur bewirkt, entspricht sie einem Trainingsreiz. Denn Anspannung ist Training. Wenn Sie sich also drehen und den Oberkörper rotieren, ist dies das beste Training für die tiefen Rückenmuskeln. Was Sie zusätzlich tun können, erfahren Sie auf den Seiten 64/65 und 76/77.

Die Bauchmuskulatur – ein wichtiger Mit- und Gegenspieler

Wie beneidenswert sind Menschen mit wohlgeformten Körpern in den Musikvideos – sieht schon echt klasse aus, so eine gestählte Bauchmuskulatur. Doch wie sieht es bei uns aus? Ein dicker Bauch überdehnt die Bauchmuskeln, und sie erschlaffen. Kein schönes Bild, und dies nicht nur im Sommer am Strand. Dabei ist die Bauchmuskulatur sowohl als Mitspieler als auch als Gegenspieler der Rückenmuskulatur enorm wichtig.
Die Bauchmuskulatur besteht aus zwei Muskelgruppen – der geraden und der schräg beziehungsweise quer verlaufenden (Abbildung gegenüber). Beide sind für den Rücken gleich wichtig. Während die geraden Muskeln helfen, den

Rumpf zu beugen, wirken die schräg und quer verlaufenden Muskeln direkt auf die Wirbelsäule ein und stabilisieren sie. Indirekt unterstützen sie die Rückenmuskulatur bei der Haltung. Sie bilden quasi eine Bauchwand, indem sie das Becken mit dem Brustkorb verbinden. Sind die Bauchmuskeln angespannt, drücken sie von vorn gegen die Wirbelsäule und stützen sie. Damit entlasten sie gleichzeitig die Rückenmuskulatur. Die Bauchmuskeln sind dafür verantwortlich, dass der Körper nach vorn gebeugt und seitwärts gedreht werden kann, ohne an Stabilität einzubüßen. Jedoch müssen dazu sowohl die Bauch- als auch die Rückenmuskeln gleichmäßig fit sein. Ist auch nur eine dieser Muskelgruppen schlapp, dann treten irgendwann Rückenprobleme auf.
Übrigens: Schwache Bauchmuskeln werden häufig für das Hohlkreuz verantwortlich gemacht. Und das wiederum gilt als Ursache für vielerlei Rückenbeschwerden. Doch am Hohlkreuz ist nichts falsch. Damit meine ich nicht, dass Sie ständig ein Hohlkreuz machen sollen, aber hin und wieder ist es sinnvoll. Denn dadurch erhalten Sie sich die Schwingung im Bereich Ihrer Lendenwirbelsäule und bleiben mobil.

> Zu einem fitten Rücken gehören immer auch gut trainierte Bauchmuskeln.

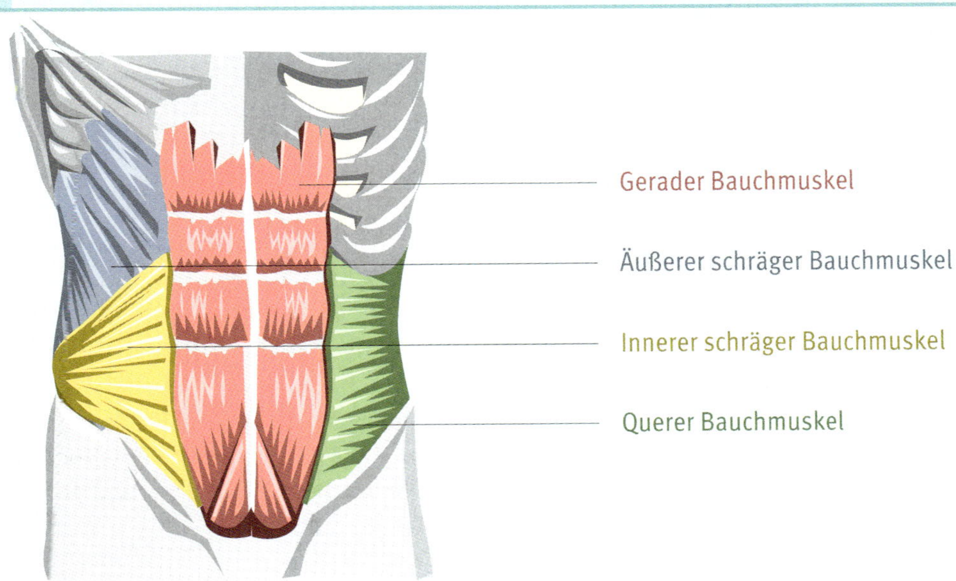

Geheimnisvoll und sensibel: Nervenbahnen und Rückenmark

Wirbelsäule, Bandscheiben und Muskeln – das sind die weniger geheimnisvollen Bestandteile des Rückens. Doch damit alle Organe des Körpers richtig funktionieren und die ihnen zugedachte Aufgabe erfüllen können, bedarf es einer übergeordneten Befehlszentrale. Diese Funktion übernimmt das Nervensystem, das sich aus zwei großen Abschnitten zusammensetzt: dem peripheren und dem zentralen Nervensystem.

Das Nervensystem ist ein sehr komplexer Teil des menschlichen Körpers.

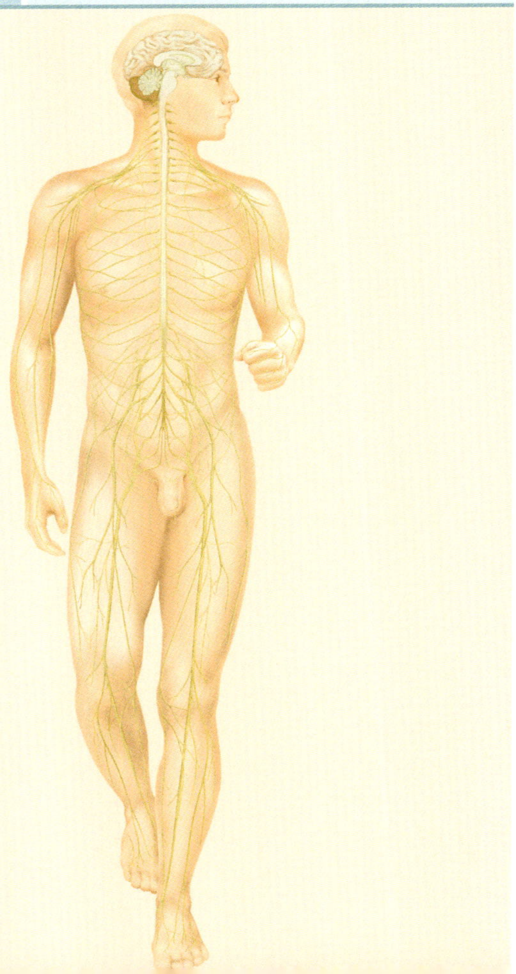

Das periphere Nervensystem

Das periphere Nervensystem verläuft mit seinen vielen kleinen Nervenbahnen überall im Körper. Eine der wohl bekanntesten Nervenbahnen ist der Ischiasnerv, der vom Rücken über das Gesäß bis zum Fuß hinunterzieht. Die peripheren Nerven sorgen beispielsweise dafür, dass Muskeln sich anspannen und entspannen, dass das Herz schneller oder langsamer schlägt und dass der Magen das Essen verdaut. Diese Nerven senden jedoch nicht nur Signale aus, sondern sie nehmen auch Informationen überall im Körper auf und senden sie nach oben zum Rückenmark und zum Gehirn. Temperaturen, Berührungen oder Schmerzen werden dadurch wahrgenommen.

Das zentrale Nervensystem

Die einzelnen Nerven sind im Rücken zusammengefasst und zu einem dicken Nervenkanal, dem Rückenmark, gebündelt. Das Rückenmark bildet zusammen mit dem Gehirn das zentrale Nervensystem, das als Kommandozentrale für alle lebensentscheidenden Funktionen wichtig ist. Der Nervenkanal beginnt direkt unterhalb des Gehirns an der Schädelbasis, läuft die Wirbelsäule entlang und endet etwa in Höhe des ersten Lendenwirbels. Auf dieser Strecke von ungefähr 45 Zentimetern zweigt bei jedem Wirbel links und rechts jeweils ein einzelner Nerv ab. Und auch unterhalb des ersten Lendenwirbels – dort liegen die Nerven wieder frei – treten aus dem dicken Rückenmark viele einzelne Nerven aus, die sich in der Hüft- und der Bauchregion sowie in den Beinen verteilen.
Dadurch, dass das Rückenmark in einem speziellen knöchernen Kanal innerhalb der Wirbelsäule verläuft, ist es gut vor schädigenden Einflüssen und Verletzungen geschützt.

Der Rücken als bestinformiertes Organ

Im Rücken werden also sämtliche körpereigenen Informationen gesammelt und an das Gehirn und die dazugehörenden zentralen Einheiten weitergeleitet. Das geschieht auf zwei Wegen: Der erste Weg ist vom Gehirn über den Rückenmarkskanal in die Muskeln hinein. Hier handelt es sich um Informationen zur Anspannung und Entspannung der Muskeln. Der zweite Weg läuft genau umgekehrt, nämlich von den Muskeln über den Rückenmarkskanal zum Gehirn. Er informiert über die Anspannung der Muskeln (etwa wie stark), über die Stellung von Gelenken, über Berührungen und Bewegungen. Alle diese Informationen werden im Rücken gesammelt, gebündelt und der zentralen Verarbeitung im Gehirn zugeleitet. Damit ist der Rücken neben dem Gehirn das bestinformierte Organ. Über sämtliche im Körper ablaufenden Geschehnisse weiß er jederzeit Bescheid und kann auf sie Einfluss nehmen. Verschaltungen von Muskeln oder Gewebestrukturen wie Bänder und Sehnen mit den Nerven halten ihn ständig auf dem Laufenden. Selbst Gefühle – positive, wie etwa Anerkennung, und negative, wie beispielsweise Überforderung – bleiben ihm nicht verborgen. Und er reagiert entsprechend. Deswegen ist Ihr Rücken ein Spiegelbild Ihres Befindens und Ihrer momentanen Leistungsfähigkeit.

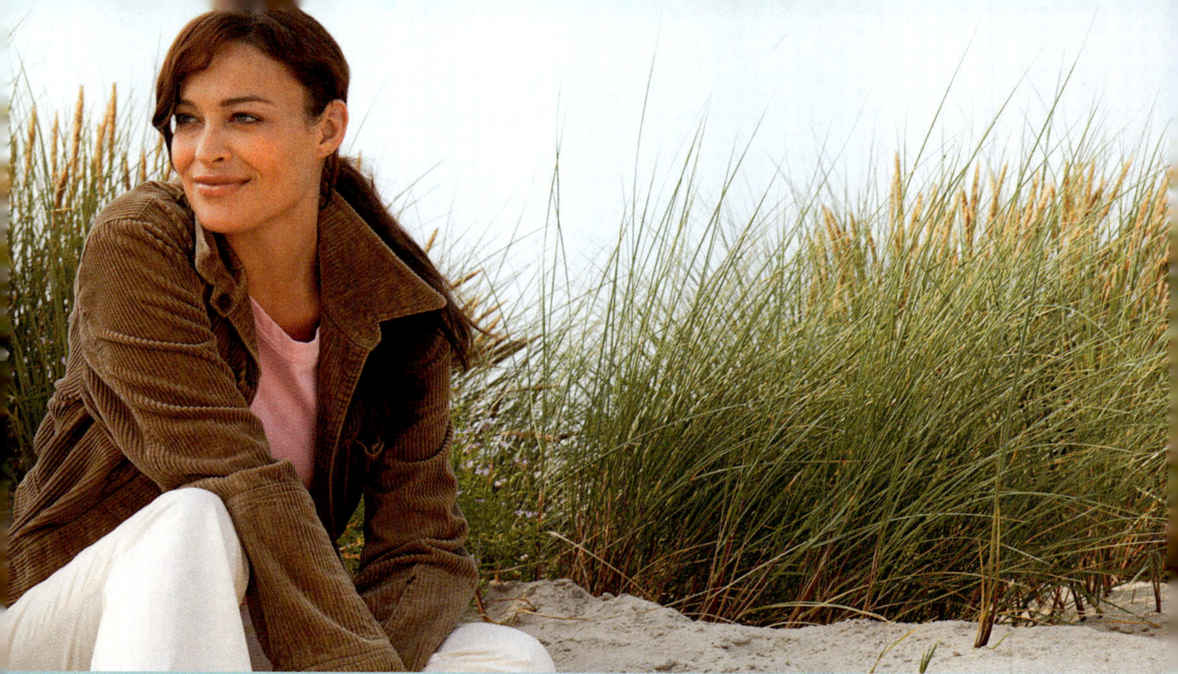

Empfindungen aus der Tiefe

Ihr Rücken kann Ihnen viel erzählen, denn er hat eine eigene Sprache. Sie nennt sich »Propriozeption« (lat.: *proprius* = eigen, *receptio* = Empfindung) und basiert auf kleinen Organen, den Rezeptoren, die das Kommunikationsmedium darstellen. Diese Rezeptoren nehmen Reize und Informationen auf und leiten sie über Nervenbahnen dorthin, wo der Mensch sie verarbeiten kann: in sein Gehirn. Die meisten dieser Informationen unterdrückt der menschliche Organismus, weil sie ihm nicht wichtig genug sind oder nicht wichtig scheinen. Wenn Sie sich jedoch auf sie konzentrieren, werden die Signale verständlich. Ihr Rücken, ausgenommen die Halswirbelsäule, ist nicht gesegnet mit diesen kleinen Kommunikationswundern. Aber sie reichen aus, um zu verstehen, was Ihnen Ihr Rücken mitteilt: ob es ihm gut, weniger gut oder gar schlecht geht. Hören Sie hin, damit Sie ihn besser kennen lernen und seinen Forderungen nachkommen können. Sie werden staunen, was Sie plötzlich alles spüren.

Rezeptoren sind wichtige Messfühler

Aus der Tiefe des Körpers werden ständig Informationen über die Spannung der Muskulatur, die Stellung der Gelenke, über Druck, Schmerz, Kälte und Wärme gesendet, und bei Bewegungen wird sogar die Geschwindigkeit ermittelt. So erfahren Sie, wie Sie gerade sitzen oder stehen. Wie viel Kraft Sie aufwenden müssen, um eine Tasse Tee oder einen Kasten Mineralwasser zu heben. Oder wie der Fuß im Sand oder auf unebenem Rasen im Park aufgesetzt werden muss. Besonders an den empfindsamen Zonen der Füße und der Hände besitzen wir viele dieser Messfühler. In den Muskeln der Finger befinden sich etwa 120 Stück pro Gramm Muskelmasse. Am Rumpf, und hier besonders an der Wirbelsäule, gibt es verhältnismäßig wenige: Nur 5 Messfühler befinden sich dort pro Gramm Muskelmasse. Deshalb sind wir an Händen und Füßen so sensibel und am Rücken dagegen vergleichsweise unsensibel. Das erklärt, dass Sie oft gar nicht merken, was mit Ihrem Rücken geschieht. Dabei sind die Rezeptoren mit einer Sirene oder einem Blaulicht vergleichbar – mit einem kleinen Unterschied: Sie warnen nicht nur, sie signalisieren auch, wenn Sie sich wohlfühlen.

Die Fremdsprache des Rückens

Wenn ich auf dem Kölner Domplatz einer japanischen Reisegruppe zuhöre, verstehe ich nichts. Die Laute klingen ähnlich und ergeben für mich keinen Sinn, weil ich die Sprache nicht kenne. Nicht so schwierig wie Japanisch ist die Sprache des Rückens. Besonders intensiv kommunizieren die Rezeptoren der Muskeln und Sehnen mit Ihnen: die Muskelspindeln und die Sehnenspindeln (Abbildung Seite 30).

- Die Muskelspindeln befinden sich in allen Muskeln des Körpers und heißen so, weil eine Nervenfaser spiralförmig um eine Muskelfaser gewickelt ist. Sie

REZEPTOREN WARNEN AUCH IM ALLTAG

WICHTIG !

Wenn Sie am Arbeitsplatz längere Zeit starr sitzen, werden einige Muskelgruppen durch die einmal eingenommene Position überfordert. Dies melden Ihnen die Rezeptoren sofort. Sie senden Warnsignale aus, wann immer ihnen etwas nicht gefällt. Hören Sie besonders in belastenden Situationen darauf. Falls Ihnen das nicht gleich gelingt, sollten Sie vorsichtshalber automatisch etwas tun: Wechseln Sie spätestens nach zehn Minuten Ihre Sitzposition, damit die Muskeln nicht überfordert werden.

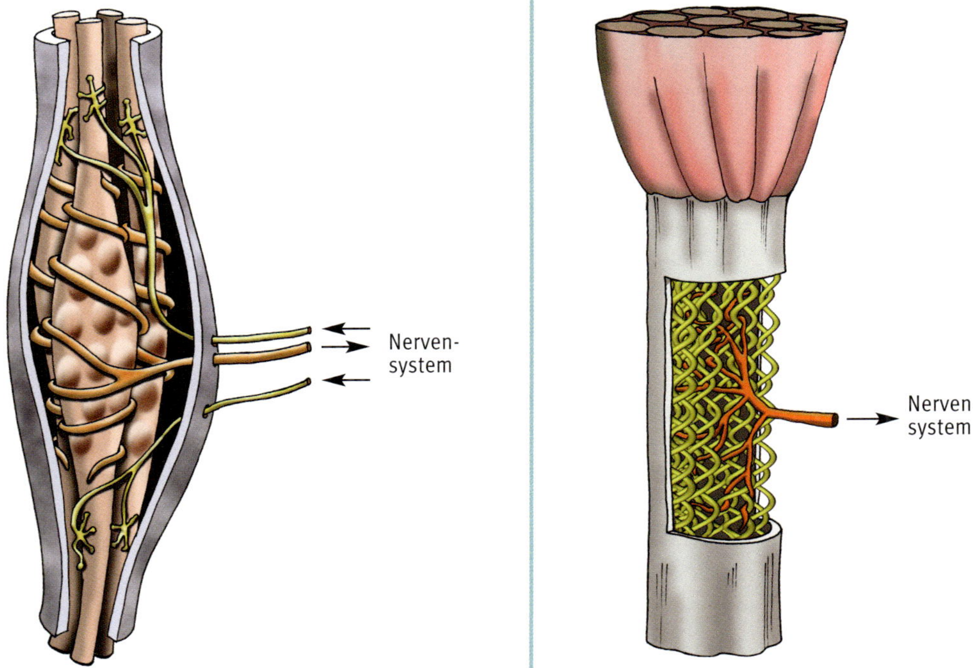

Sie sind die wichtigsten Rezeptoren für die Körperwahrnehmung.
Links: die Muskelspindel, rechts: die Sehnenspindel.

messen die Muskellänge und die Muskeldehnung und schützen den Muskel vor einer Verletzung bei Überdehnung. Gleichzeitig sorgen sie dafür, dass Muskeln sich entspannen, wenn sie nicht gebraucht werden.

- Die Sehnenspindeln befinden sich dort, wo sich Muskeln und Sehnen zusammensetzen. Es handelt sich um kleine, mit Flüssigkeit gefüllte Messaggregate, die sowohl die Dehnung als auch die Anspannung und Kraft eines Muskels messen. Damit informieren sie über seine Kontraktion und gleichzeitig über die Position eines Gelenkes.

Rezeptoren melden sich

Die Rezeptoren übermitteln ständig Informationen über das Befinden der Muskeln, ob sie ermüdet und erschöpft oder entspannt und erholt sind. Da die Muskeln mit den Sehnen direkt mit der Wirbelsäule verbunden sind, wirkt sich Ihr Befinden unmittelbar auf den Rücken aus. Wenn es beispielsweise zu Überlastungen kommt, melden das die Rezeptoren. Kommt es zu Verspannungen, dann registrieren und melden dies die Spindeln. Die kleinen Organe sind ständig aktiv, sei es im Sitzen, Liegen oder Stehen – auf sie können Sie sich einfach verlassen, vorausgesetzt, Sie verstehen sie. Versuchen Sie es gleich einmal: Spüren Sie, ob Ihre Muskeln angespannt oder locker und entspannt sind? Spüren Sie irgendwo eine Veränderung, wenn Sie Ihre momentane Position verändern oder sich langsam bewegen? Hören Sie auf die Rezeptoren! Dann wissen Sie bald, was Ihnen und Ihrem Rücken gut tut (Übungen ab Seite 60).

Auch Stress wirkt auf den Rücken

»War das wieder ein stressiger Tag!« Und der wirkt sich nicht nur auf die Psyche aus, sondern beeinträchtigt ebenso den Körper. Stress ist nicht grundsätzlich schlecht – er ist einfach die natürliche Reaktion des Körpers auf eine Herausforderung. Nur wenn diese kaum oder nur mit allergrößter Anstrengung zu bewältigen ist, wird sie zum Problem. Und das ist die typische Folge: Der Körper verspannt sich. Wenn sich beispielsweise die Nackenmuskulatur anspannt, schiebt sich das Gesicht nach vorn. Um ein Gegengewicht zu gewährleisten, kontrahieren die Muskeln am siebten Halswirbel. Kommt das häufiger vor, können die Muskeln nicht mehr richtig erschlaffen. Dann ist der Nacken chronisch verspannt, und die Schultern sind hochgezogen. Die Statik kommt ins Ungleichgewicht. Der Brustkorb ist in seiner Flexibilität stark eingeschränkt. Der Atem wird flach, und Schultern und Arme lassen sich nicht mehr frei bewegen. Wenn das kein Teufelskreis für massive Probleme ist!

STRESS MIT DEM STRESS

INFO

Stress erhöht das Herzinfarktrisiko um 300 Prozent. Er erhöht den Blutdruck, er greift das Immunsystem an und er lässt uns vorzeitig altern. Stress schlägt auf den Magen. Das Magengeschwür und der Reizdarm sind schon fast zu einer Volksseuche geworden. Und – Männer, aufgepasst! – dauerhafter Stress reduziert das Testosteron im Körper um 75 Prozent. Die Lust ist futsch!

Körper und Psyche sind untrennbar

Ist die Seele im Gleichgewicht, dann geht es meist auch dem Körper gut. Fühlen Sie sich psychisch schlecht, dann leidet Ihr Körper mit. Vor allem der Rücken gilt als Spiegel der Befindlichkeit. Daran sollten Sie bei Rückenschmerzen denken. Aus verschiedenen Studien geht hervor, dass mindestens 30 Prozent aller Patienten mit Rückenschmerzen unter hohen psychischen Belastungen leiden. Vor allem depressive Verstimmungen können zu Rückenbeschwerden oder gar zu Hexenschuss führen. Sorgen Sie also für innere Ruhe (Tipps ab Seite 104).

Rückenschmerzen – individuell und oft undefinierbar

Der Rücken ist bekanntlich ein Zentrum des sinnlichen Genusses. Denken Sie nur daran, wie angenehm es ist, wenn Ihr Partner Sie am Rücken streichelt. Aber er ist gleichzeitig ein Ort, an dem sich viele Störfaktoren als Schmerz sammeln und »ausleben« können. Nicht umsonst sind 90 Prozent aller Rückenschmerzen keiner eindeutigen körperlichen Ursache zuzuordnen (Kasten unten). Deshalb werden sie in der Medizin als »unspezifische Schmerzen« bezeichnet, die sehr vielschichtig und kaum durchschaubar sind.

Gar nicht selten ist der Rückenschmerz ein Hilfeschrei aus Ihrem Innersten, der bedeutet: »Stopp, so darf und kann es nicht weitergehen!« Und in der Tat,

INFO

NUR SELTEN IST ES RICHTIG SCHLIMM!

Nur zehn Prozent aller Rückenbeschwerden besitzen eine eindeutige Ursache. Bei organischen Ursachen, die entsprechend selten festgestellt werden, handelt es sich meistens um eine Bandscheiben-Vorwölbung (Protrusion) oder um einen Bandscheiben-Vorfall (Prolaps). Auch eine Bandscheiben-Entzündung oder eine Einengung des Nervenkanals (etwa des Ischiasnervs) können Schmerzen verursachen. Die Heilungschancen stehen in allen Fällen mittlerweile sehr gut.

Bei gut 90 Prozent dagegen kommen die Beschwerden von der Muskulatur, den Bändern oder den kleinen Gelenken an den Wirbelkörpern. Oder sie sind durch Stress hervorgerufen, der auf den Schultern lastet. Bei Beschwerden dieser Art stehen die Heilungschancen bei annähernd 100 Prozent.

wenn Sie auf Ihre innere Stimme hören und langsamer treten, dann verschwinden in 90 Prozent der Fälle die Beschwerden so sang- und klanglos, wie sie gekommen sind. Überdenken Sie also bei Rückenschmerzen neben Ihren körperlichen Belastungen auch Ihren gegenwärtigen emotionalen Zustand. Versuchen Sie, Alltagsschwierigkeiten in den Griff zu bekommen oder ihnen zumindest mit mehr Gelassenheit zu begegnen (Tipps ab Seite 104). Das reicht oft schon aus, um die Beschwerden wieder loszuwerden. Der Kern des Übels sitzt nämlich selten dort, wo es schmerzt. Manchmal allerdings schon!

Akuter Schmerz: eine Warnung des Körpers

Sich kurz zur Seite gedreht – und plötzlich ein schmerzhafter Stich im Rücken. Das ist die typische Situation, von der die meisten Menschen mit plötzlich auftretenden Schmerzen berichten. In solchen Fällen ist der Schmerz als sinnvolle Reaktion des Körpers zu verstehen, der damit reflexartig die Überbelastung beendet. Aufgenommen wird der Schmerz von so genannten Schmerzfühlern, den Nozirezeptoren. Auch die Nozirezeptoren zählen – ebenso wie die Muskelspindeln (Seite 29) – zur Gruppe der Propriorezeptoren. Ihre Hauptaufgabe ist es, Schmerzsignale an das zentrale Nervensystem zu senden. Dort erst wird der Schmerz als solcher wahrgenommen und als hell oder dumpf, spitz, stechend oder drückend empfunden. Die Folge ist eine sofortige Schonhaltung. Diesen natürlichen Schutzmechanismus, der zwar momentan zweckmäßig ist, sollten Sie möglichst schnell wieder ablegen. Ein typisches Beispiel für einen Schutzmechanismus ist der Schiefhals bei starken Schulter- und Nackenbeschwerden. Am besten gönnen Sie sich bei akuten Schmerzen eine kurze Auszeit von etwa ein bis zwei Tagen. Damit geben Sie Ihrem Körper die Chance, sich selbst zu helfen. Länger sollte die Schonzeit allerdings nicht dauern, damit der Schmerz sich nicht festsetzen, nicht chronisch werden kann.

Chronischer Schmerz: lästig und ohne Sinn

Während der akute Schmerz noch als eindeutiges Alarmsignal zu werten ist, hat der chronische Schmerz diese Funktion nicht mehr. Die Verbindung von Ursache und Wirkung ist verloren gegangen. Das Nervensystem hat eine Überempfindlichkeit gegen alles, was schmerzhaft werden könnte, ausgebildet.

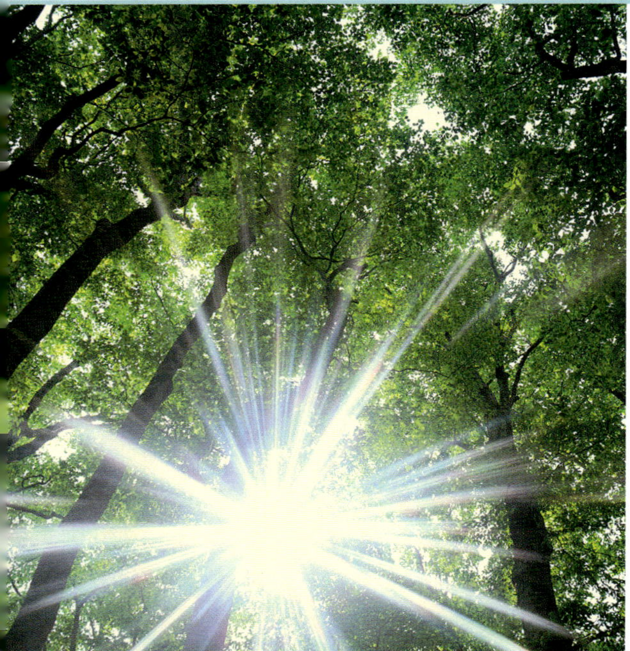

Tanken Sie Licht, und Ihr Wohlbefinden steigt rapide an!

Es entsteht eine Art Schmerzgedächtnis, aufgrund dessen selbst kleinste Berührungen als starke Schmerzen empfunden werden. Damit hat sich der Schmerz verselbstständigt und seinen eigentlichen Sinn eingebüßt. In diesem Fall spricht man von chronischen Schmerzen, und die entwickeln sich besonders häufig im Zusammenhang mit dem Rücken. 15 Prozent der Rückenprobleme chronifizieren, weil die Schmerzwahrnehmung und die Schmerzverarbeitung außer Kontrolle geraten. Dann sind Sie allerdings schmerzkrank und nicht mehr rückenkrank. Deswegen ist es so wichtig, Schmerzen nicht überzubewerten und schnell zur Normalität zurückzukehren.

»Glückshormone« gegen Schmerzen

Auf welche Weise können Sie nun Schmerzen in den Griff bekommen? Ganz einfach, indem Sie sie mit körpereigenen Stoffen hemmen. Ebenso wie seelische Belastungen das Schmerzsystem aktivieren, können bestimmte körpereigene Stoffe wie ein stimulierendes Medikament wirken. Dazu gehören zum Beispiel die Endorphine oder das Serotonin – die bekannten »Glückshormone«. Die Zauberformel, um diese Muntermacher zu aktivieren, heißt: Bewegung an der frischen Luft – und zwar bei Tageslicht. Licht lässt die Glückshormone sprießen und den Schmerz vergessen. Ein Spaziergang wirkt in diesem Fall wie eine Schmerztablette – doch im Gegensatz zur Tablette ist er kostenlos und garantiert ohne negative Nebenwirkungen.
Am allerbesten ist es selbstverständlich, Sie beugen Rückenschmerzen rechtzeitig vor. Was Sie dafür tun können, erfahren Sie im Praxisteil ab Seite 37.
Sie werden staunen, wie gering der Aufwand ist.

SCHMERZEN UND IHRE URSACHEN

Mir schlafen oft die Hände ein. Kann das von der Wirbelsäule kommen?

Schmerzen oder Taubheitsgefühle, die in die Hände oder Arme ausstrahlen, können von einer Verkrampfung der Nackenmuskulatur herrühren. Sie können aber auch durch Nervenirritationen oder durch einen Verschleiß der Halswirbelsäule ausgelöst werden. Taubheitsgefühle, die durch Muskelverspannungen verursacht werden, halten meist nur relativ kurz an und verschwinden mit zunehmender Bewegung. Wenn Sie testen wollen, ob tatsächlich eine Muskelverspannung Ursache des Taubheitsgefühls ist, dann schütteln Sie kräftig die Arme aus. Verschwindet das Symptom, spricht das eher dafür. Wenn nicht, gehen Sie vorsichtshalber zum Arzt.

Können Kopfschmerzen oder auch Migräne durch den Rücken verursacht werden?

Die Ursachen für Kopfschmerzen und Migräne sind vielfältig. Sie sollten das auf jeden Fall mit Ihrem Arzt besprechen. Nicht selten ist die Halswirbelsäule dafür verantwortlich. Besonders Verspannungen der Schulter-, Nacken- und Halsmuskulatur können solche Schmerzen auslösen.

Wann muss ich bei Rückenbeschwerden zum Arzt gehen?

Mehr als 80 Prozent der Probleme verschwinden wieder von allein. Wenn Sie zum ersten Mal Rückenschmerzen haben und unsicher sind oder wenn Sie sehr starke Schmerzen oder gar neurologische Ausfälle haben, dann sollten Sie allerdings schnell einen Arzt aufsuchen.

Ist es eigentlich richtig, dass auch die Wirbelsäule altert?

Irgendwie altert auch die Wirbelsäule. Früher war man der Meinung, alle Probleme des Rückens seien auf eine altersbedingte Degeneration zurückzuführen. Degeneration ist aber in drei Viertel aller Fälle genetisch bedingt. Altern ist somit fast nur eine Frage des richtigen Umgangs mit der Wirbelsäule. Gut »gepflegte« Wirbelsäulen sind im fortgeschrittenen Lebensalter ganz sicher fitter als ungepflegte jugendliche Strukturen.

Können Nahrungsergänzungsmittel Rückenschmerzen vorbeugen?

Als Vorbeugung gegen Rückenschmerzen ist die Wirkung von Zusatzpräparaten eher fraglich. Es reicht, wenn Sie sich ausgewogen und gesund ernähren. Falls allerdings eine Mangelerscheinung vorliegt, können Sie vorübergehend auf Nahrungsergänzungsmittel zurückgreifen.

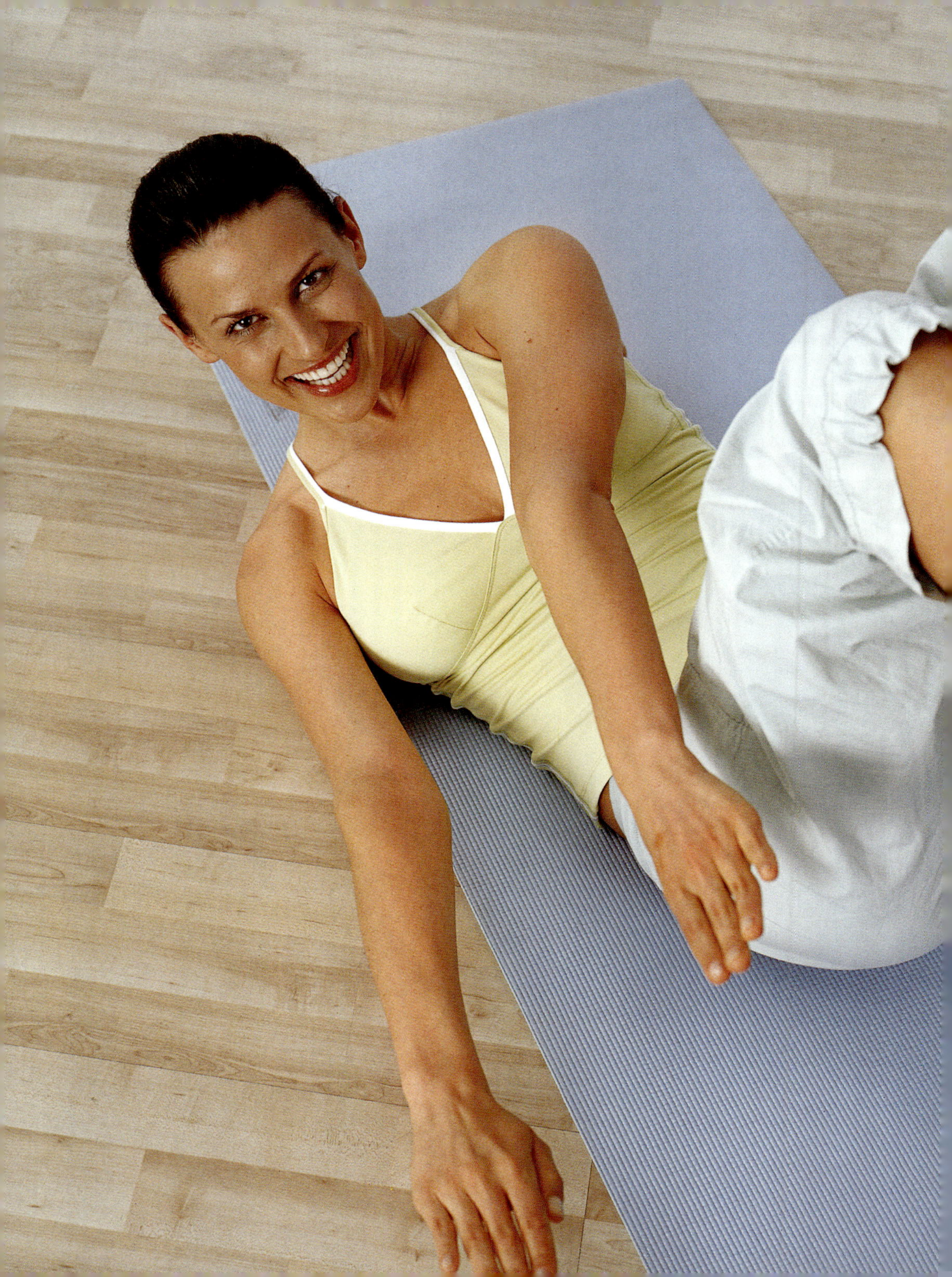

Bewegung – ein

Bewegung ist ein Allzweck-Medikament, das den Nobelpreis verdient. Sie hält rundum fit, jung und gesund. Das sollte Sie motivieren, aktiv zu sein. Am besten sofort! In diesem Kapitel lernen Sie den ersten von drei Bausteinen kennen, aus denen Ihre »Rückenapotheke« besteht: die Aktivierung. Was heißt Aktivierung? Welche Sportart ist die richtige, und was, wenn Sie sich mit Sport überhaupt nicht (mehr) anfreunden können? Dann geht es auch anders ...

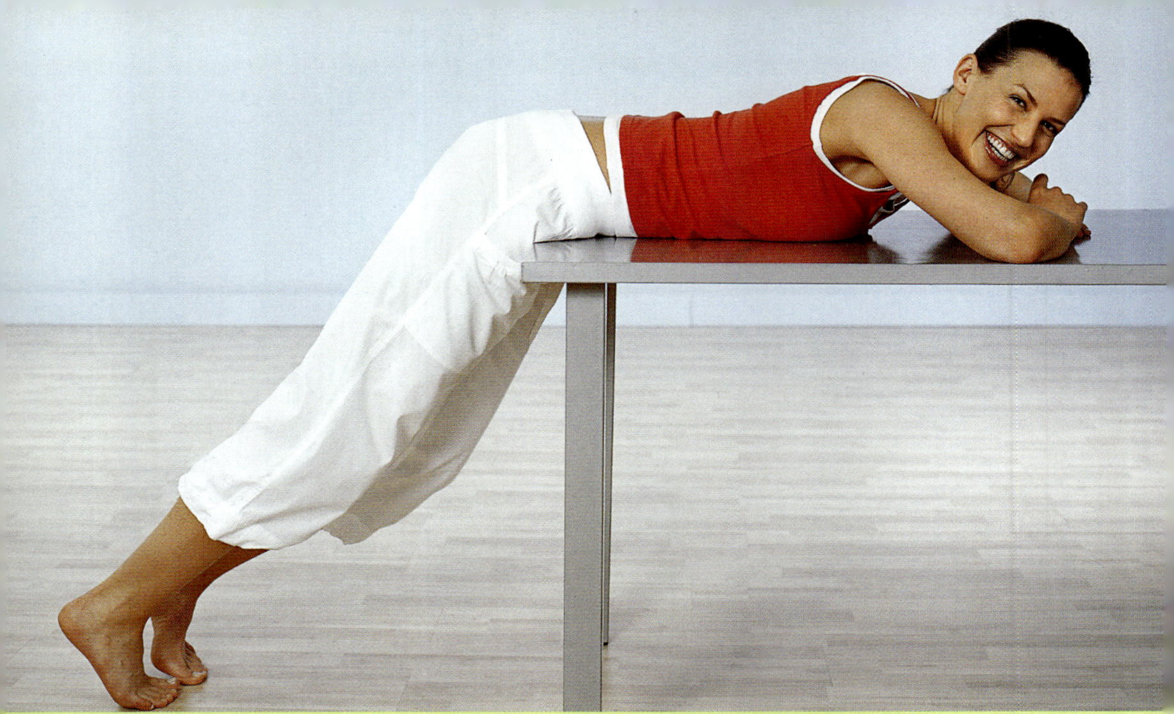

Aktivierung heißt Bewegung

Wie wäre das: Sie sprühen nur so vor Energie. Keine Belastung wirft Sie mehr aus der Bahn. Sie sind ausgeglichen und vergnügt und können es körperlich mit Jüngeren immer noch aufnehmen. Das tut obendrein Ihrem Selbstbewusstsein gut. Plötzlich verfügen Sie über mehr Zeit, und Mußestunden gehören auch wieder zu Ihrem Leben. Zufriedenheit und Optimismus erfüllen Sie jeden Tag aufs Neue. Die verloren geglaubte Kreativität ist zurückgekehrt. Ihr Hausarzt ist begeistert von ihrem glänzenden Gesundheitszustand. Rückenschmerzen sind zu einem Fremdwort geworden, und auch andere Wehwehchen sind Ihnen unbekannt.

Das alles kostet Sie fast gar nichts. Schon 20 bis 30 Minuten körperliche Aktivität pro Tag reichen aus, um den Jungbrunnen zum Sprudeln zu bringen. Und das Feine: Es ist nie zu spät, damit anzufangen, auch nicht mit 60 oder 70. In jedem Alter werden Sie sich wohler fühlen.

Die drei Weisen der Aktivierung

Ausdauer, Kraft und Beweglichkeit – das sind die drei Weisen der Aktivierung. Ausdauer ist nötig für alles, was wir tun, und garantiert uns lebenslange Leistungsfähigkeit. Kraft ist Voraussetzung für alles Schwierige im Alltag. Ohne Kraft ist selbst Treppensteigen eine echte Herausforderung. Und Beweglichkeit hält uns geschmeidig und erleichtert uns die gewöhnlichen Dinge des Lebens. Alle drei Elemente sind wichtig und selbst in höherem Alter noch trainierbar.

Die Ausdauer

Ihr wichtigstes Organ, das Herz, schlägt täglich 24 Stunden, und dies Ihr Leben lang. Es schlägt etwa 5000-mal pro Stunde und 120.000-mal pro Tag. Und dabei pumpt es etwa 1200 Liter Blut durch den Körper. Das Herz ernährt damit alle Organe, die Muskeln und auch die Knochen. Dabei ist es ein echter Winzling und wiegt nur 350 Gramm. Bewegung und Sport kräftigen das Herz, das schließlich selbst auch nur ein Muskel ist. Dadurch kann es mehr Blut durch die Gefäße pumpen und mit weniger Schlägen auskommen. Das steigert die Ausdauer. Ausdauertraining verbessert jedoch nicht nur die Herzfunktion. Es verbrennt Energie, lässt Pfunde schwinden, schützt die Gefäße und stärkt das Immunsystem. Ausdauertraining bringt pure Lebensenergie. Drei- bis viermal pro Woche 30 bis 40 Minuten sind ideal. Zur Verbesserung der Ausdauer bieten sich besonders Joggen, Fahrrad fahren, Nordic Walking und strammes Spazierengehen an. Doch wählen Sie getrost das, was Ihnen am meisten Spaß macht. In der Sportartentabelle (Seite 44 und 45) finden Sie etliche Vorschläge. Vielleicht möchten Sie ja etwas Neues kennen lernen.

Die Kraft

Der Internist Dr. Ulrich Strunz hat einmal geschrieben: »Der Muskel ist die einzige biologische Uhr, die man zurückstellen kann!« Damit hat er verdammt Recht. Keines unserer Organe lässt sich so leicht, so ungefährlich und so effektiv auf jung trimmen. Unsere Muskeln sind nämlich

INFO

BEWEGUNG NÜTZT AUCH DEM GEHIRN

Wussten Sie beispielsweise, dass jede Bewegung die Durchblutung im Gehirn um mindestens 30 Prozent ansteigen lässt? Selbst wenn Sie nur den kleinen Finger rühren, steigt sie rapide an. Kleine Bewegung – große Wirkung! Gibt es da noch irgendeinen Grund, nicht gleich loszulegen?

bis ins höchste Alter hervorragend trainierbar. Mit zwölf Monaten Training können Sie die Kraft eines Muskels um mehr als 100 Prozent steigern. Und das hat nichts mit dem Alter zu tun.
Um Ihre Muskeln leistungsfähig zu halten (oder zu machen), müssen Sie sie allerdings pflegen, also nutzen. Auch die des Rückens, die besonders wichtig sind.
Mit gestärkten Muskeln fällt alles leichter: Treppen steigen, schwerere Gegenstände tragen und auch Sport treiben. Drehen Sie also an Ihrer biologischen Uhr und erhalten Sie sich diesen Jungbrunnen.
Das spezielle Übungslexikon (ab Seite 60) unterstützt Sie dabei und führt Sie in Ihr neues Muskelzeitalter.

Die Beweglichkeit

Sie ist so einfach, und trotzdem vernachlässigen wir sie: die Gymnastik. Zehn Minuten täglich oder zumindest mehrmals pro Woche würden schon reichen, damit Sie bis ins hohe Alter beweglich und mobil bleiben. Die Beweglichkeit nimmt übrigens ab dem Kindesalter alle zehn Jahre um zehn Prozent ab. Nach dieser Faustregel wären Sie also mit 100 steif – welch grausame Aussicht!
Auch Gelenke rosten. Das trifft den Kern der Sache. Nur wer sich bewegt, schmiert seine Gelenke, hält die Muskeln flexibel und leistungsfähig. Und bleibt mobil und agil. Gymnastik lohnt sich in jedem

INFO

PULSFORMEL FÜR UNGETRÜBTEN SPASS

Damit Sie sich nicht überfordern, sollten Sie für das Ausdauertraining Ihren Pulswert kennen. Die folgende Formel bietet sich vor allem für Laufen, Joggen, Walking und Nordic Walking an:

> **Trainingsherzfrequenz (THF) = (220 – ¾ LA – RHF) × Y + RHF**

Das sieht nur schwierig aus, solange Sie die Abkürzungen nicht kennen:
LA = Lebensalter
RHF = Ruheherzfrequenz: Messen Sie dafür morgens noch vor dem Aufstehen den Puls am Unterarm der Handschlagader oder an der Halsschlagader.
Y = Trainingszustand: Y-Wert für

- Untrainierte: 0,50 bis 0,59
- mäßig Trainierte: 0,60 bis 0,69
- Trainierte: 0,70 bis 0,75

Das Rechenbeispiel für eine 40-jährige untrainierte Frau mit einem Ruhepuls von 75 Schlägen pro Minute ergibt eine Trainingsherzfrequenz von 132.

> **Also: (220 – 30 – 75) × 0,50 + 75**

Achtung:
Wenden Sie die alte Schulregel an: Immer zuerst den Wert in Klammern berechnen, und »Punkt geht vor Strich«.

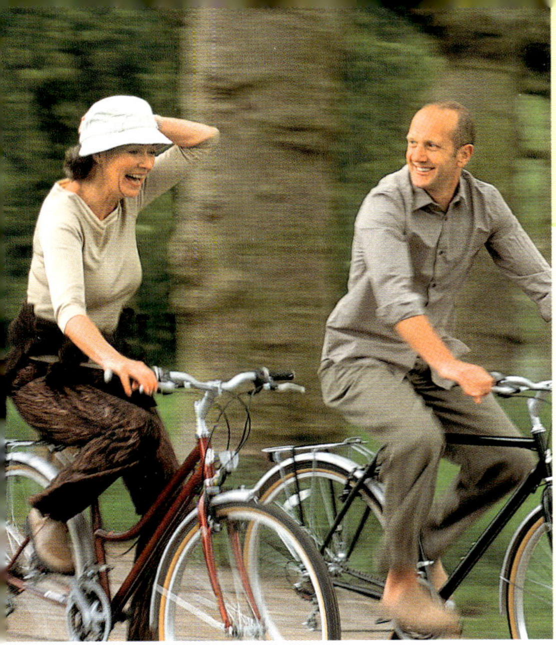

LÄNGERE HALTBARKEIT BEI »BEWEGTEM« URLAUB

TIPP

Die Gestaltung des Urlaubs hat unmittelbar Einfluss darauf, wie lange die Erholung anhält. »Bewegte« Urlauber berichten noch drei Monate nach der angeblich schönsten Zeit des Jahres von einem guten körperlichen Wohlbefinden. »Liegenurlauber« profitieren dagegen nur maximal drei bis fünf Wochen lang davon. Es lohnt sich also, auch im Urlaub aktiv zu sein.

Alter. Dennoch: Je früher, desto besser – am besten sofort. Deshalb finden Sie auch für die Beweglichkeit im Übungslexikon (ab Seite 60) die wichtigsten und effektivsten Übungen.

Zehn Gründe, sofort mit Bewegung anzufangen

1. Bewegung stärkt das Herz-Kreislauf-System. Damit steigert sie die Ausdauer, kräftigt den Herzmuskel und schwemmt die Giftstoffe aus dem Körper.
2. Bewegung ernährt die Bandscheiben und »schmiert« die Gelenke. So bleiben sie funktionstüchtig.
3. Bewegung kräftigt die Muskeln. Straffe und leistungsfähige Muskeln sind nicht nur etwas fürs Auge.
4. Bewegung hält fit und mobil, und das bis ins hohe Alter.
5. Bewegung gibt Power und Energie. Sie steigert Ihre Leistungsfähigkeit. Alles erscheint einfacher.
6. Bewegung verbraucht Energie. Kalorien verbrennen, Fett verschwindet, und Muskeln wachsen – ideale Voraussetzungen für eine tolle Figur.
7. Bewegung baut Stress ab. Die Belastungen des Alltags sind plötzlich viel leichter zu bewältigen.
8. Bewegung macht jünger. Damit ist sie das natürlichste Anti-Aging-Mittel. Sauerstoff in den Zellen sorgt für lebenslange Vitalität.
9. Bewegung fördert das Körperbewusstsein. Endlich merken Sie, was in Ihrem Körper alles passiert. Ihr Körper wird zu Ihrem Vertrauten.
10. Bewegung stärkt Ihr Immunsystem. Erkältungen und Infekte können Ihnen so leicht nichts mehr anhaben.

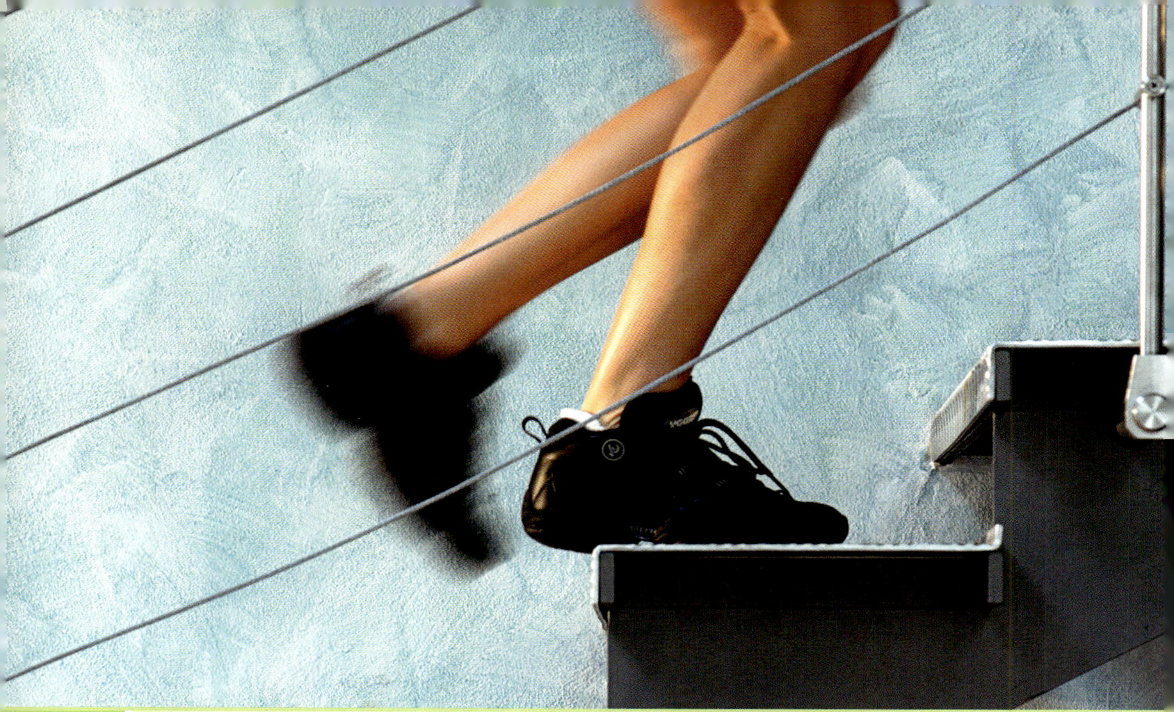

Sport als Quelle der Aktivierung

Erinnern Sie sich an Ihren letzten Skiurlaub? Das war Lebensqualität pur. Nicht umsonst sagt man gerade dem Skifahren den höchsten Erholungswert nach. Oder an den Wanderurlaub? Sportliche Aktivität ohne Hektik, Zwang und Leistungsdruck. Nur aus Spaß und Freude. Zudem an der frischen Luft. Besonders gesund! Für Körper, Geist und Seele. Gemeint ist also nicht jenes Sporttreiben, das jeder von uns aus dem Fernsehen kennt, voller Verbissenheit und Aggressivität. Siegen müssen – um jeden Preis. Manchmal auch auf Kosten der eigenen Gesundheit. Nein, Genuss und Spaß soll der Sport bringen, von dem hier die Rede ist. Das heißt nicht, dass Sie sich zwischendurch nicht auch ein bisschen anstrengen dürfen. Aber alles in Maßen, damit Sie auch bei der Stange bleiben und nicht schon bald wieder die Lust verlieren. Ihr Sport soll doch für alle Zukunft zum selbstverständlichen Teil Ihres Alltags werden.

Welche Sportart ist die richtige?

Ganz einfach: Richtig ist der Sport, der zu Ihnen passt, zu Ihrer Zeit, zu Ihrem Umfeld und zu Ihren Neigungen. Sie haben also die Qual der Wahl. Lassen Sie sich nicht durch die Vielzahl der Angebote verwirren. Oder gar durch vermeintlich interessante Werbeaussagen zum Kauf von Ausrüstungsgegenständen verführen. Am besten beginnen Sie mit dem, was wenig Mühe und Aufwand erfordert. Das könnte Walking sein, Joggen oder Fahrradfahren. Öffnen Sie einfach Ihre Haustür, und los geht's. Müssen Sie erst 20 Kilometer fahren, wird das nicht lange gut gehen. Da sollten Sie realistisch sein. Später können Sie Ihr Sportrepertoire immer noch erweitern. Wenn Sie bereits aus früheren Zeiten Erfahrungen mit einer Sportart haben, dann fangen Sie doch einfach damit an.

Sportarten im Vergleich

Sie haben sicher auch schon gehört, dass bestimmte Sportarten für den Rücken besonders gesund sein sollen. Vergessen Sie das! Jede Sportart hat ihre Vor- und Nachteile. Viel wichtiger ist, *wie* Sie Ihre bevorzugte Sportart ausüben. Der Tabelle auf den folgenden Seiten können Sie entnehmen, mit welcher Sportart sie welche Trainingsziele verfolgen und welchen Nutzen Sie daraus ziehen können, ob sie bereits für Anfänger oder erst für Fortgeschrittene geeignet ist und welche möglichen Risiken Sie bedenken sollten. Sie brauchen sich also nur noch zu entscheiden.
Und sollten Sie sich überhaupt nicht zu Sport durchringen können, dann geht es sogar anders …

Nutzen Sie Bewegungen des Alltags

Gesund, fit und vital sein, das geht auch ohne Sport, wenngleich mühsamer und langsamer: Bewegen Sie sich im Alltag so viel wie möglich. Steigen Sie die Treppen hoch und meiden Sie den Aufzug. Gehen Sie stramm spazieren oder machen Sie Garten- oder Hausarbeit. Nicht umsonst werden Frauen im Schnitt fünf Jahre älter als Männer. Im Haushalt bewegt man sich und verbrennt 400 bis 500 Kilokalorien mehr pro Tag.

WICHTIG!

DIE RICHTIGE BELASTUNG

Steigern Sie in den ersten drei Monaten Ihre Trainingsbelastung nur langsam, damit die Knochen- und Knorpelstrukturen sich der Belastung anpassen und an Festigkeit zunehmen können. Sonst heißt es bald pausieren und später wieder von vorn anfangen.

SPORTARTEN IM VERGLEICH

Sport	> **Trainingsziel** ▶ **Geeignet für …**	> **Nutzen** ▶ **Bewirkt/unterstützt …**	**Mögliche Risiken**
Aquafitness/Aquapower	> Ganzkörper-Aktivierung > Ausdauer > Herz-Kreislauf-Funktion > Muskulatur ▶ **Fortgeschrittene**	> Körper und Organismus werden trainiert und aktiviert. > Das Herz-Kreislauf-System und der Stoffwechsel werden in ihrer Funktion gestärkt. > Wichtige Muskeln (auch für den Rücken) werden gekräftigt. > Durch den Wasserauftrieb entlastende Wirkung für die Gelenke und die Wirbelsäule. > Der Wasserwiderstand erhöht den Trainingsreiz der Muskulatur. ▶ **Erlebnisspaß**	> Keine Risiken für Rücken und Wirbelsäule. > Das Wasser stellt eine erhöhte Anforderung an die Belastungsdosierung: Leichte Überforderung möglich.
Fahrradfahren	> Ausdauer > Herz-Kreislauf-Funktion > Stoffwechsel ▶ **Anfänger**	> Asymmetrische Tretbewegung fördert tiefe Rückenmuskulatur. > Wirbelsäule wird vom Körpergewicht etwas entlastet. > Rückenstrecker müssen intensive Haltearbeit leisten. ▶ **Gewichtsreduktion und Gelenkschutz**	> Vorgeneigte Position strengt an und überfordert (Rennrad eher ungeeignet). > Stöße belasten direkt die Wirbelsäule, da die Beinmuskulatur als Dämpfer ausgeschaltet ist. > Lösung: gefederte Sattelstütze.
Fitnesstraining	> Ganzkörper-Aktivierung > Ausdauer > Herz-Kreislauf-Funktion > Stoffwechsel > Muskulatur ▶ **Anfänger**	> Gezieltes Training einzelner Muskeln möglich. > Apparatives Training erleichtert Anfängern die Ausführung. > Auch für gut trainierte Personen als Muskeltraining für den Rücken sehr gut nutzbar. > Spezielle Rückentrainingsgeräte helfen. ▶ **Muskeltraining**	> Apparatives Training verleitet zu übertriebener Belastungsdosierung. > Überforderung droht schnell. > Muskeln werden oft nicht harmonisch ausgebildet.
Golf	> Ausdauer > Mobilität ▶ **Anfänger**	> Mobilisiert und aktiviert. > Rotationen im Schwung trainieren die tiefe Rückenmuskulatur. > Besonders im fortgeschrittenen Alter gut. ▶ **Entspannung**	> Unkontrollierte Schwünge bei Anfängern. > Hohe Geschwindigkeit lässt sich schwer beherrschen. > Muskulatur muss stabil sein, bevo man beginnt.

Sport	> Trainingsziel ▶ Geeignet für ...	> Nutzen ▶ Bewirkt/unterstützt ...	Mögliche Risiken
Jogging/Laufen	> Ausdauer > Herz-Kreislauf-Funktion > Stoffwechsel ▶ **Fortgeschrittene**	> Regt den Stoffwechsel an. > Versorgt die Bandscheiben durch den Wechsel Anspannung–Entspannung. > Durch die Laufbewegung wird die tiefe Rückenmuskulatur im Lendenwirbelbereich trainiert. ▶ **Gewichtsreduktion**	> Falsche Lauftechnik und schlechtes Schuhwerk beanspruchen den Rücken eventuell zu sehr.
Nordic Walking	> Ausdauer > Mobilität ▶ **Anfänger**	> Oberkörper wird intensiver aktiviert. > Rhythmischer Wechsel von Belastung und Entlastung von Schultern und Nacken. > Sichere Bewegungsform. ▶ **Gewichtsreduktion**	> Schlechte Technik gefährdet den Erfolg. > Verkrampfte Haltung der Stöcke überlastet die Schulter-Nacken-Muskulatur.
Schwimmen	> Ausdauer > Herz-Kreislauf-Funktion > Stoffwechsel ▶ **Fortgeschrittene**	> Wasser entspannt Muskeln. > Wirbelsäule wird vom Körpergewicht entlastet. > Der Wasserwiderstand fordert die Muskeln zusätzlich. > Wechselzug fördert tiefe Rückenmuskulatur. ▶ **Gelenktraining und Gelenkschutz**	> Bewegungstechnik ist schwierig. > Wenn nur eine Schwimmtechnik beherrscht wird, droht einseitige Überforderung. > Wasserwiderstand ist schwer zu kontrollieren.
Skilanglauf	> Ausdauer > Herz-Kreislauf-Funktion > Stoffwechsel ▶ **Fortgeschrittene**	> Ganzkörpertraining. > Das Gleiten fördert Rotation in der Wirbelsäule – gut für tiefe Rückenmuskulatur. > Trainiert Arm- und Beinmuskulatur. > Hilft, die Rumpfmuskulatur zu stabilisieren. ▶ **Gewichtsreduktion**	> Bei Schneeglätte und bei schlechter Technik unkontrollierte Bewegungen möglich. > Verkrampfung im Schulter-Nacken-Bereich durch Stockarbeit.
Wandern	> Ausdauer > Mobilität ▶ **Anfänger**	> Entspannung und Stressabbau durch Naturerlebnis. > Fördert die Geselligkeit. > In jedem Alter möglich. ▶ **Stoffwechselaktivierung**	> Schwerer Rucksack belastet die Statik. > Höhe kann Kreislaufprobleme verursachen. > Schwierig zu dosieren (Stock mitnehmen).

TIPP

ZÄHLEN SIE IHRE SCHRITTE

Jeder Schritt zählt! Ein Schrittzähler kann motivieren, mehr Schritte im Alltag zu gehen. Damit sammeln Sie Ihre persönlichen Pluspunkte auf dem Aktivitätskonto. Gute Schrittzähler, auch Pedometer genannt, kosten etwa 20 Euro. Es gibt sie im Fachhandel, und sie sind im Internet zu bestellen.

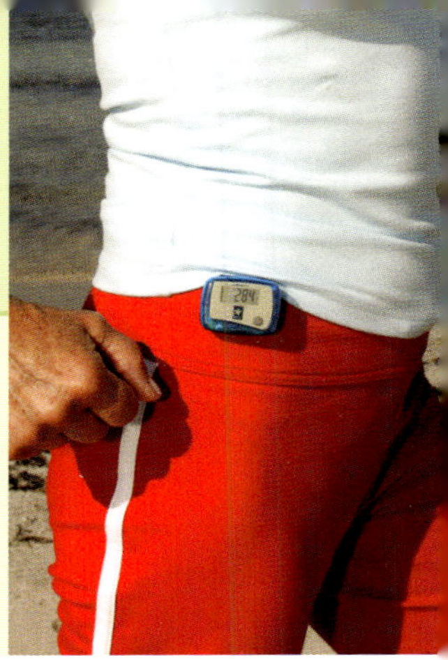

Männer, beteiligt Euch also an der Hausarbeit! Nehmen Sie das Fahrrad zum Einkaufen und lassen Sie das Auto stehen. Oder machen Sie einfach zu Hause ein wenig Gymnastik. Lauter Aktivitäten, mit denen Sie dem Bewegungsmangel ein Schnippchen schlagen. Suchen Sie nach Wegen, sich im Alltag zu bewegen.

5000 Schritte am Tag

Wussten Sie, dass die durchschnittliche Wegstrecke der Deutschen nur etwa 450 Meter pro Tag beträgt? Das sind 500 Schritte, viel zu wenig für Ihren Organismus. 5000 Schritte – etwa drei bis vier Kilometer – sollten es schon sein, wenn Sie Ihre Gesundheit fördern wollen. Sie müssen sie noch nicht einmal am Stück gehen, über den Tag verteilt ist auch in Ordnung.

Studien belegen, dass Menschen, die täglich drei bis fünf Kilometer zügig gehen, vielen Krankheiten »davonlaufen«. Der Blutdruck wird gesenkt, die Fettverbrennung angeregt, und die Insulinresistenz, die für Diabetes verantwortlich ist, verändert sich zum Positiven. Und natürlich profitiert auch der Rücken von jedem einzelnen Schritt.

Der Wochenplan für Ihr Wohlbefinden

- **7 Tage** pro Woche mehrmals täglich recken und strecken – am besten schon morgens im Bett damit beginnen.
- **6 Tage** pro Woche bewusst essen und trinken und sich aktiv entspannen.
- **5 Tage** pro Woche Treppen steigen oder andere Belastungen suchen.
- **4 Tage** pro Woche mindestens fünf Minuten Gymnastik für die Beweglichkeit und Mobilität machen.
- **3 Tage** pro Woche 30–40 Minuten Ausdauersport betreiben oder mindestens eine Stunde stramm spazieren gehen.
- **2 Tage** pro Woche die Muskelkraft von Bauch und Rücken trainieren.
- **1 Tag** pro Woche bewusst Entspannung und Ruhe suchen. Durchaus aktiv sein, aber keinen Sport betreiben!

VERTEILEN SIE IHRE AKTIVITÄTSZEITEN

Ihren Körper sollen Sie zwar trainieren, aber nicht überfordern. Gönnen Sie ihm die nötigen Ruhezeiten. Am besten geht das, indem Sie Ihre Aktivitätszeiten gleichmäßig verteilen. Aufgrund dieser Verteilung können Sie sich eine tägliche Bewegungsportion mit unterschiedlichen Schwerpunkten gönnen. Auf einen Tag Ausdauertraining folgt ein Tag Krafttraining – und umgekehrt. Das Beweglichkeitstraining (etwa Gymnastik, Seite 40) können Sie immer dann machen, wenn Sie Lust dazu haben. Es kann sowohl mit dem Ausdauer- als auch mit dem Krafttraining kombiniert oder ebenso gut unabhängig absolviert werden. Dadurch fördern Sie die optimale Stabilisierung Ihres gesamten Körpers. Vergessen Sie aber nicht die tägliche Entspannung. Denn nur entspannte Muskeln lassen sich trainieren.

Wochentag	**Ausdauer**	**Kraft**	**Beweglich-keit**	**Treppen-steigen**	**Entspannung**
Montag	30–45 Min.		10–15 Min.	5–10 Etagen	5–10 Min.
Dienstag		30 Min.		5–10 Etagen	30 Min.
Mittwoch	45–60 Min.		10–15 Min.	5–10 Etagen	5–10 Min.
Donnerstag		30 Min.		5–10 Etagen	30 Min.
Freitag	30–45 Min.		10–15 Min.	5–10 Etagen	5–10 Min.
Samstag		30 Min.		5–10 Etagen	5–10 Min.
Sonntag			10–15 Min.		30 Min.

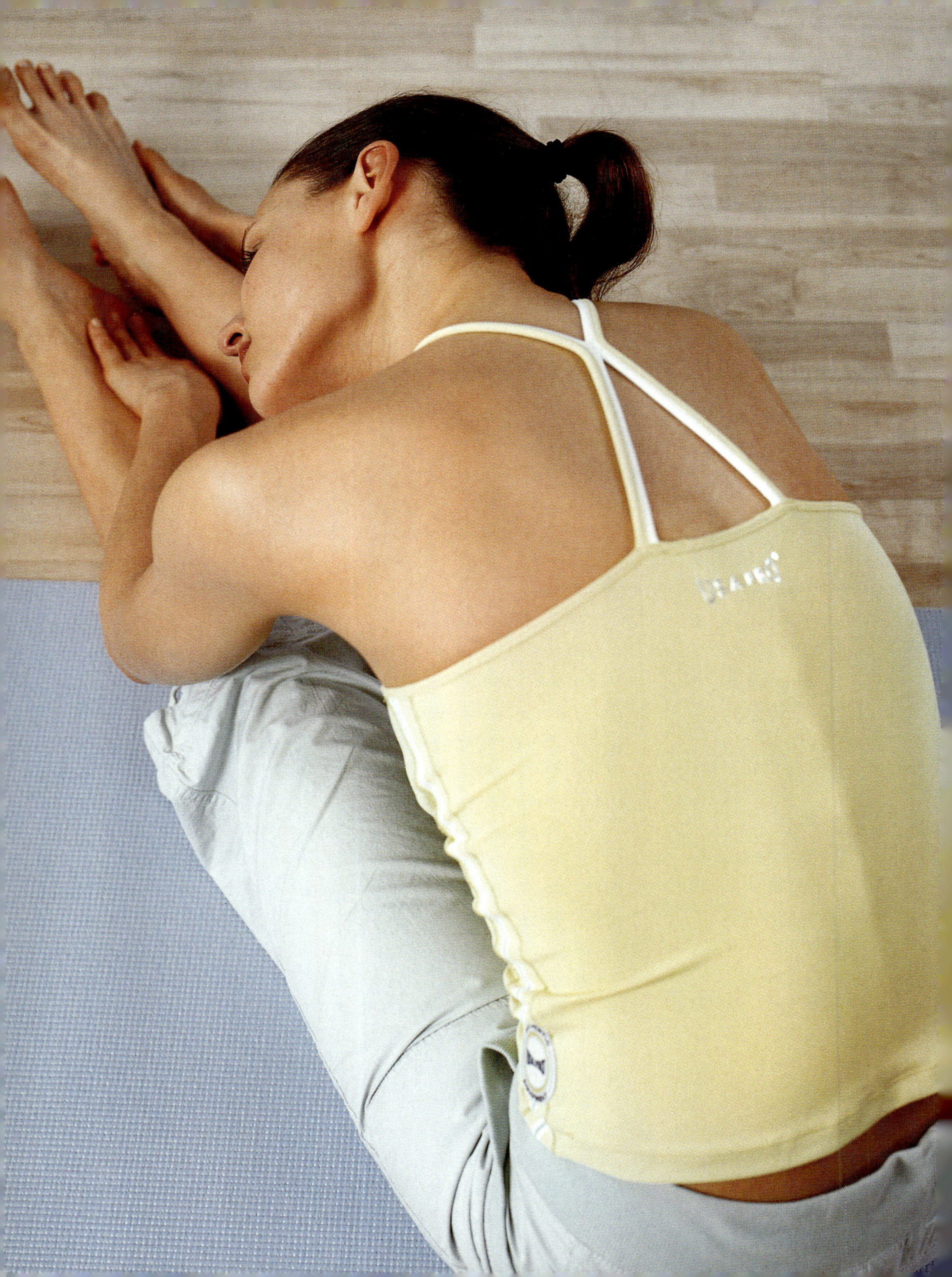

Starke Muskeln – und Sie bleiben flexibel

75 Prozent der chronischen und die meisten akut auftretenden Rückenschmerzen sind auf eine schwache Muskulatur zurückzuführen. Deshalb beschäftigt sich der zweite Baustein Ihrer »Rückenapotheke« mit dem Muskeltraining, besonders mit den Schwerpunkten Kräftigung und Dehnung. Dafür können Sie sich entweder für das Übungslexikon oder für eines der Alltags-programme entscheiden. Was immer Sie wählen: Für Ihren Rücken ist es ein Genuss!

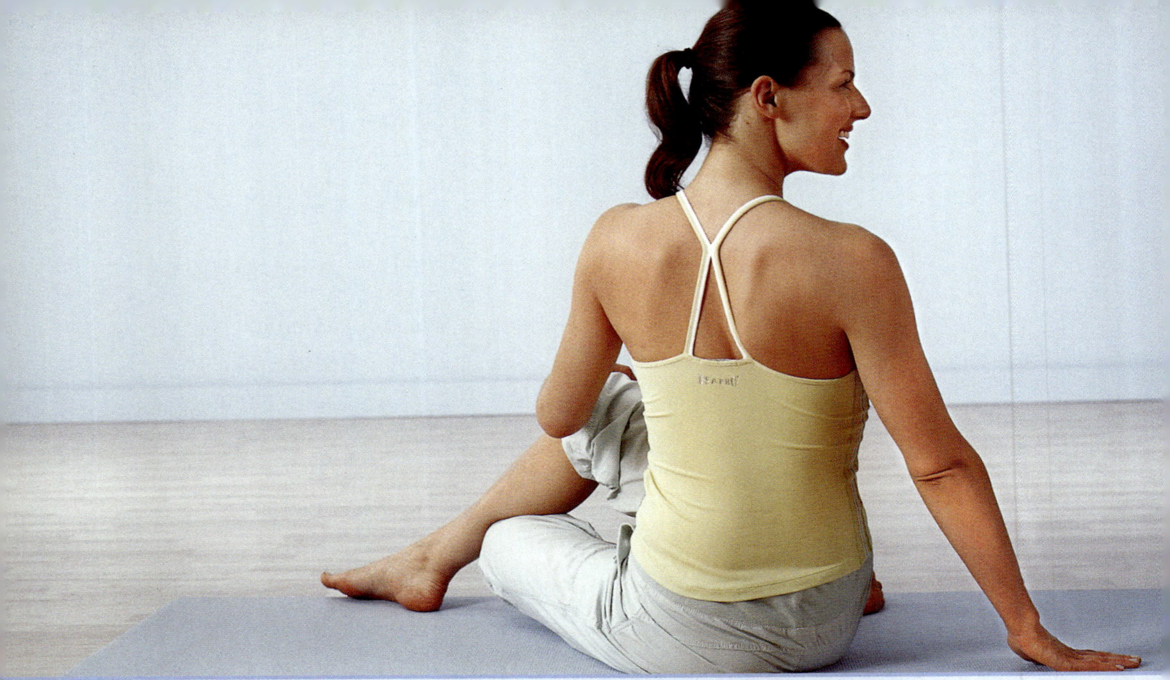

Balsam für Bauch und Rücken

Sie besitzen etwa 500 Muskeln, die Sie atmen, lachen, rennen, springen, klettern, schwingen, gehen und viele andere schöne Dinge machen lassen. Etwa ein Drittel dieser Muskeln – darunter auch die Bauchmuskeln – wirkt auf die Wirbelsäule ein. Sie haben die Aufgabe, diese zu stützen, zu kräftigen und beweglich zu halten. Und sie müssen etwa 50 Prozent des Körpergewichts tragen, das auf der Wirbelsäule lastet. Bekanntlich ist das manchmal nicht wenig. Kräftigen und dehnen Sie also Ihre Muskeln, damit sie

- ihre normale Länge behalten und sich nicht im Lauf der Zeit immer mehr verkürzen,
- gegen große und kleine Widerstände arbeiten können,
- sowohl schnell als auch langsam kontrahieren können,
- untereinander harmonieren und sich nicht gegenseitig behindern.

Damit das Training ausgewogen ist, sollten Sie grundsätzlich immer Übungen für alle auf die Wirbelsäule einwirkenden Muskeln machen.

Die zwei Farben der Muskeln

Muskeln unterscheiden sich nicht nur in ihrer Größe und Form, sondern auch hinsichtlich ihres Innenlebens. Um ihre unterschiedlichen Aufgaben erfüllen zu können, sind sie mit zwei verschiedenen Muskelfasertypen ausgestattet, den kleinen und den großen, die beide unter dem Mikroskop deutlich zu sehen sind.

- Die kleinen Muskelfasern sind rot. Sie sind ausdauernd und rund um die Uhr aktiv. Wenn Sie normale Alltagstätigkeiten verrichten, selbst wenn Sie nur eine Kaffeetasse heben, wenn Sie einfach nur stehen oder gehen: Immer sind diese so genannten »Slow-twitch-Fasern« tätig.
- Die großen Muskelfasern sind weiß. Sie kontrahieren schnell, um starke Kräfte produzieren zu können. Deshalb sind sie im Alltag nur selten aktiv. Wenn Sie allerdings schwere Gegenstände heben oder tragen müssen, dann kommen diese großen Muskelfasern zum Einsatz.

Beide Muskelfasertypen müssen gründlich gedehnt und gekräftigt werden, jedoch mit unterschiedlichen Belastungen. Im Übungslexikon (ab Seite 60) sind dafür zwei entsprechende Trainingsabschnitte enthalten: Abschnitt 1 mit leichten und mittelschweren Übungen, Abschnitt 2 mit Übungen für Fortgeschrittene.

Planspiele für starke Muskeln

Im ersten Trainingsabschnitt werden die **kleinen, roten Muskelfasern** trainiert. Damit sollten Sie auf jeden Fall starten, wenn Sie Anfängerin oder Anfänger sind. Ziel ist es, die Kraftausdauer aller Muskeln von Bauch und Rücken zu entwickeln.

- Übungen immer auf dem leichtesten Niveau beginnen und etwa nach sechs bis acht Wochen zum mittleren Niveau wechseln.
- Jede Übung 10- bis 15-mal wiederholen oder 5 bis 30 Sekunden halten.
- Zwischen den Übungen etwa 30 bis 60 Sekunden Pause einlegen.
- 2- bis 3-mal pro Woche trainieren.

Nach drei bis vier Monaten werden im zweiten Trainingsabschnitt die **großen, weißen Muskelfasern** in Angriff genommen. Die Muskeln werden nun stärker gefordert, denn die Übungen werden schwieriger. Wählen Sie in diesem Trainingsabschnitt aus dem Übungslexikon jene für Fortgeschrittene aus. Damit bereiten Sie Ihre Muskeln darauf vor, selbst hohe Belastungen aus Alltag, Freizeit und Sport mühelos zu bewältigen.

- Übungen für Fortgeschrittene wählen.
- Jede Übung 8- bis maximal 12-mal wiederholen beziehungsweise 10 bis 30 Sekunden halten.
- Zwischen den einzelnen Übungen 60 bis 90 Sekunden Pause einlegen.
- 2- bis 4-mal pro Woche trainieren.

Dehnen ist eine Wellness-Kur

Lange Muskeln sind nicht nur schön anzusehen. Sie arbeiten auch höchst effizient und sind für die Wirbelsäule Gold wert. Denn lange Muskeln übertragen die Kraft genau dorthin, wo sie gebraucht wird. Sie üben dabei nicht noch zusätzlich Zug direkt auf die Wirbelsäule aus, was beispielsweise dann der Fall ist, wenn sie verspannt sind. Durch eine Dehnung (Übungen Seite 76 bis 85) wird der gesamte Bewegungsapparat – Bänder, Sehnen, Muskeln, Gelenke und Knochen – beweglich und mobil. Die Spannung in der Muskulatur wird abgesenkt und die Durchblutung damit verbessert. Letztlich ist das Wellness für die Muskulatur.
Für welche der beiden Dehnmethoden – das dynamische Dehnen oder das statische Dehnen – Sie sich entscheiden, ist unerheblich, beide sind gleich erfolgreich.

Dynamisches Dehnen

Das dynamische Dehnen ist der Urahn aller Dehnmethoden. Aus der entspannten Position heraus wird der Muskel durch kleine, rhythmische Bewegungen vor und zurück zunehmend mehr gedehnt. Diese leichte, federnde Bewegung muss sehr kontrolliert ausgeführt werden. Schnelles, ruckartiges oder gar zerrendes Dehnen sollten Sie unbedingt vermeiden. Der Vorteil dieser Dehnmethode liegt darin, dass sich ein gutes Muskelgefühl aufbauen lässt. Das schult gleichzeitig die Wahrnehmung. Zusätzlich fördert das dynamische Dehnen die Durchblutung der Muskulatur, das ist besonders bei verspannten Muskeln sehr wichtig.

- **Für das dynamische Dehnen gilt:** 15 bis 25 Dehnreize sollten es sein. Um den Dehnreiz zu intensivieren, kann die letzte Dehnung kurz (fünf bis zehn Sekunden) angehalten werden.

INFO

WELCHE DEHNMETHODE BEWIRKT WAS?

Absicht	Ziel	Methode
Regeneration, Erholung	Muskelentspannung, Förderung der Durchblutung	dynamisches Dehnen
Entspannung	Senkung der Grundspannung	statisches Dehnen
Training der Muskellänge	Verbesserung der Beweglichkeit, Stärkung der Elastizität	dynamisches oder statisches Dehnen

Statisches Dehnen

Der wohl am weitesten verbreitete Begriff für statisches Dehnen, der in den letzten Jahren sehr in Mode kam, ist das Wort Stretching. Dabei nehmen Sie langsam eine Dehnposition ein, in der Endposition folgt dann das statische Dehnen.

In diesem Stadium spüren Sie ein deutliches Dehngefühl, das jedoch keinesfalls Schmerzen verursachen darf. Verharren Sie mindestens zehn Sekunden lang so und konzentrieren Sie sich auf den gedehnten Muskel. Wenn Sie merken, dass der Dehnreiz nachlässt, verstärken Sie den Muskelzug erneut, bis Sie das ursprüngliche Dehngefühl wieder erreicht haben. Auf diese Weise arbeiten Sie sich Millimeter für Millimeter immer mehr in die Dehnung hinein.

Der Vorteil des statischen Dehnens besteht darin, dass der Dehnreiz in jeweils einer bestimmten Position gehalten wird. Dadurch ist er gut zu kontrollieren, und der Zug ist besser wahrzunehmen. Zusätzlich führt das relativ lange Halten der Dehnung zu einer intensiveren Entspannung des Muskels, der sich auf diese Weise gegen ein Zerreißen schützt.

> **Für das statische Dehnen gilt:**

10 bis 15 Sekunden sollte die statische Dehnposition gehalten werden. Danach folgt eine kurze Pause, bevor Sie erneut starten. Wiederholen Sie Ihr Stretching pro Übungstag etwa vier- bis acht-mal.

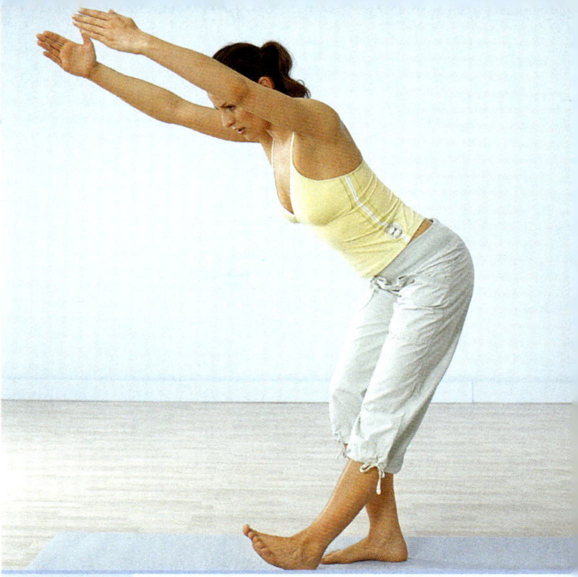

Konzentrieren Sie sich immer auf die Muskelgruppe, die Sie gerade trainieren.

Regeln für das richtige Dehnen

- Üben Sie immer langsam und kontrolliert. Gehen Sie bitte niemals über die Schmerzgrenze hinaus.
- Entscheiden Sie sich für die Methode, in der Sie das bessere und intensivere Muskelgefühl verspüren.
- Vermeiden Sie Ausweichbewegungen. Machen Sie Ihre Übung kontrolliert und schummeln Sie nicht dabei.
- Atmen Sie regelmäßig und ruhig, auch während der Dehnübungen.
- Dehnen Sie sowohl die Bauch- als auch die Rückenmuskulatur.
- Da das Dehntraining kaum anstrengt, können Sie es alle zwei Tage durchführen. Dann stellt sich schnell Erfolg ein.
- Nach dem Sport sollten Sie grundsätzlich immer dehnen, um die angestrengten Muskeln zu entspannen.

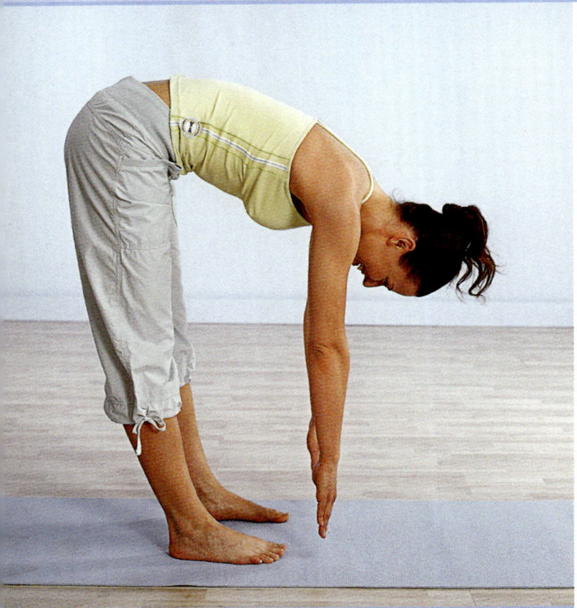

1

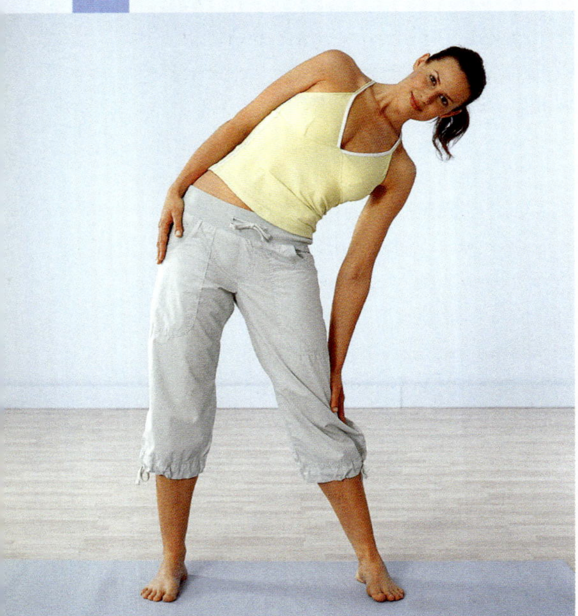

2

Test: Wie beweglich ist Ihr Rücken?

Sie wissen nun, dass sich durch zu wenig Bewegung ganze Muskelgruppen verkürzen und so an Leistungsfähigkeit verlieren. Testen Sie, wie es bei Ihnen aussieht. Es geht ganz schnell, und als Hilfsmittel brauchen Sie nur einen Stuhl und einen Tisch. Wiederholen Sie den Test alle vier bis sechs Wochen, um Ihre Fortschritte zu kontrollieren. Es motiviert enorm, wenn Sie sehen, wie Sie langsam besser werden. Sobald Sie alle Testübungen mit »gut« bestehen, können Sie im Übungslexikon zu den Übungen für Fortgeschrittene übergehen. Bis dahin sollten Sie immer die leichteren Varianten wählen.

Testübung 1: Finger-Boden-Abstand

Stellen Sie sich aufrecht hin und bücken Sie sich dann so weit wie möglich nach vorn unten. Halten Sie die Beine etwa in Hüftbreite gestreckt.

Bewertung:

- **Gut:** Die Fingerspitzen erreichen Ihre Füße oder sogar den Fußboden. 1
- **Durchschnitt:** Ihre Fingerspitzen reichen bis unter die Mitte des Unterschenkels, etwa eine Handbreite über die Fußknöchel.
- **Schlecht:** Die Finger kommen gerade bis zum Knie oder knapp darunter.

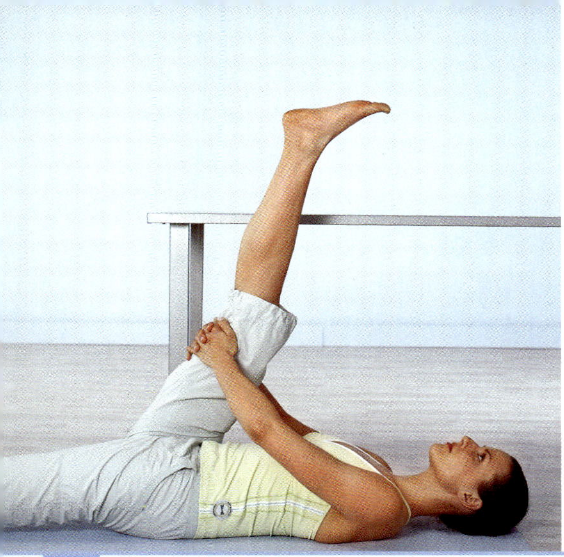

3

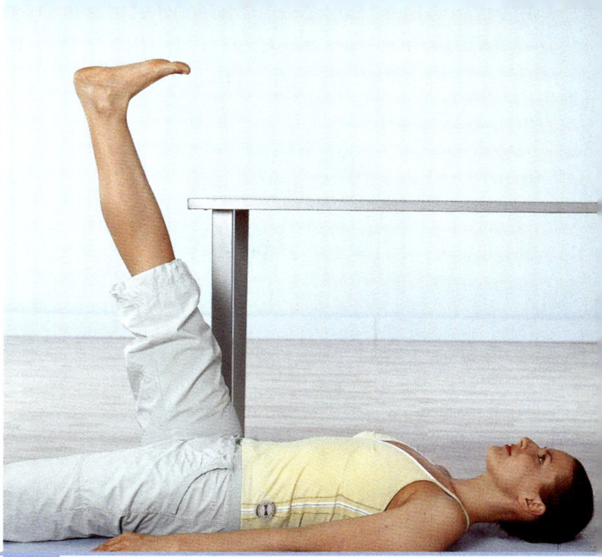

4

Testübung 2: Seitneigung

Neigen Sie sich aus der aufrechten Haltung langsam zur Seite. Führen Sie dabei die Hand so weit am Bein entlang nach unten, wie es Ihnen möglich ist. Testen Sie beide Seiten.

Bewertung:

- **Gut:** Sie erreichen mit den Fingerspitzen die Mitte des Unterschenkels oder kommen sogar noch tiefer.
- **Durchschnitt:** Mit Ihren Fingern können Sie über das Kniegelenk hinaus den Unterschenkel erreichen. 2
- **Schlecht:** Sie erreichen mit aller Mühe gerade mal das Kniegelenk.

Testübung 3: Beinheben

Das Hüftgelenk sowie die Beweglichkeit der Rückseite der Oberschenkel sind mitentscheidend für Ihren fitten Rücken.

Legen Sie sich mit dem Rücken auf den Boden. Ihr Hüftgelenk sollte sich direkt neben einem Tischbein befinden. Strecken Sie die Beine aus und ziehen Sie die Zehenspitzen an. Führen Sie ein Bein möglichst gestreckt nach oben und weiter Richtung Kopf. Die Bewegung können Sie unterstützen, indem die Hände um den Oberschenkel greifen.
Schauen Sie hin, wie weit Ihr Bein sich dem Tischbein angenähert hat.
Danach wechseln Sie das Bein.

Bewertung:

- **Gut:** Sie können Ihr Bein über die Senkrechte des Tischbeins ziehen. Der Winkel zu dem am Boden liegenden Bein ist größer als 90°. 3
- **Durchschnitt:** Sie erreichen das Tischbein, und der Winkel beträgt etwa 90°.
- **Schlecht:** Sie können das Tischbein nicht erreichen. Der Winkel ist kleiner als 90°. 4

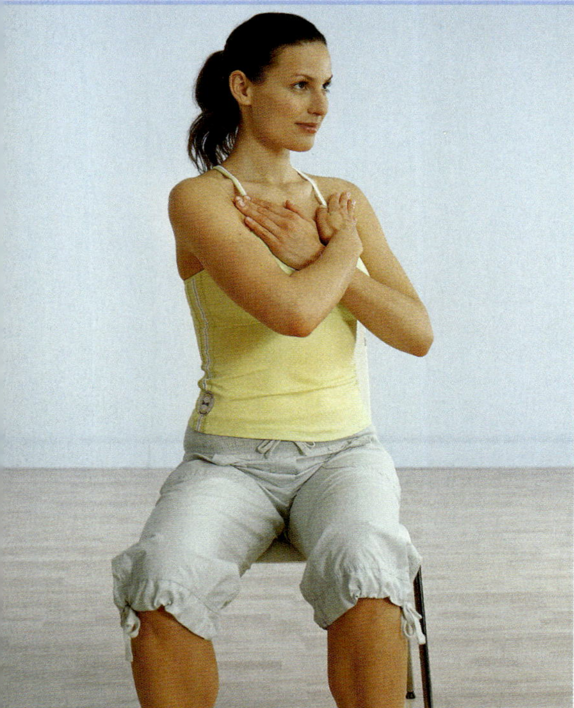

1

Testübung 4: Rotation

Setzen Sie sich aufrecht auf einen Stuhl. Die Beine stehen etwa schulterbreit auseinander. Verschränken Sie die Arme locker vor der Brust. Ihre Aufgabe ist es nun, die Schultern so weit wie möglich langsam nach rechts und nach links zu drehen. Der Kopf folgt dabei der Bewegung der Schultern.

Bewertung:

- **Gut:** Sie können Ihre Wirbelsäule so weit drehen, dass die Position der Schultern – wenn Sie sich das Zifferblatt einer Uhr vorstellen – mindestens der Position von zehn Minuten entspricht.
- **Durchschnitt:** Ihre Schultern können sich auf dem Zifferblatt fünf bis zehn Minuten weiter bewegen. 1
- **Schlecht:** Ihre Drehung kann fünf Minuten kaum erreichen.

Gesamtauswertung des Tests

- **Überwiegend (drei- oder viermal) gut:** Das ist richtig klasse. Ihre Muskulatur ist in einem sehr guten Zustand. Machen Sie weiter so, und Ihr Rücken bleibt fit und mobil.
- **Überwiegend (drei- oder viermal) Durchschnitt:** Ihre Beweglichkeit ist gar nicht so schlecht, könnte jedoch mit einem regelmäßigen Training noch verbessert werden. Packen Sie es an!
- **Wenige (ein- oder zweimal) schlecht:** Sie haben ein deutliches Bewegungsdefizit, gegen das Sie schnell etwas unternehmen sollten. Fangen Sie an zu trainieren und Ihre Muskulatur zu fordern.
- **Überwiegend (drei- oder viermal) schlecht:** Es wird höchste Zeit, dass Sie sich um Ihren Rücken kümmern. Große Abschnitte sind äußerst problematisch. Diese müssen Sie unbedingt unverzüglich angehen. Muskeltraining sollte von nun an zu Ihrem täglichen Pflegeprogramm gehören.

MÄNNER UND FRAUEN UNTERSCHEIDEN SICH AUCH AM RÜCKEN!

Dass Männer und Frauen sich unterscheiden – und das nicht nur äußerlich – weiß jeder. Dass es erhebliche Unterschiede zwischen dem weiblichen und dem männlichen Rücken gibt, wurde bisher jedoch kaum beachtet.

- Männer leiden erfahrungsgemäß am häufigsten zwischen dem 40. und 50. Lebensjahr unter Rückenbeschwerden, Frauen dagegen früher und mit zunehmendem Alter immer häufiger.
- Frauen besitzen ein viel breiteres Becken als Männer. Der Abstand der Sitzbeinhöcker ist bei ihnen im Durchschnitt ein bis zwei Zentimeter breiter. Und diese Höcker sind bei Frauen auch viel spitzer als bei Männern, die vergleichsweise breite Kufen haben. Dadurch muss die Frau viel mehr Muskelkraft aufbringen, um zum Beispiel beim Sitzen das Becken aufrecht zu halten. Auch die stabilisierenden Bänder werden durch das größere Becken viel stärker beansprucht.
- Die Krümmung in der Lendenwirbelsäule – die Lordose – ist bei Frauen wesentlich ausgeprägter. Deshalb neigen sie auch viel häufiger als Männer zu einem dauerhaften Hohlkreuz.
- Der Übergang von der Lendenwirbelsäule zum Kreuzbein ist bei Mann und Frau am stärksten gefährdet. Da Frauen in diesem Bereich jedoch eine viel größere Beweglichkeit besitzen als Männer, sind sie noch anfälliger.
- Durch eine Schwangerschaft kommt es häufig zu einer nachhaltigen Überdehnung stabilisierender Strukturen wie Bänder und Beckenboden. Schmerzen in der Kreuz- und Steißbeinregion sind die Folge.
- Bänder und Muskulatur sind bei Frauen in der Regel deutlich schwächer ausgebildet als bei Männern. Das ist der Grund, weshalb Frauen sehr oft unter Rückenschmerzen leiden, die durch Überbelastung in der Lenden- und Kreuzbeinregion verursacht werden. Da obendrein die Kompensationsmöglichkeiten nach einer Überbelastung mit zunehmendem Alter abnehmen, häufen sich zwangsläufig die Schmerzen in diesem Bereich des Rückens.

Fazit: Selbst für einen gesunden Rücken müssen Frauen etwas mehr tun als Männer. Ein Körpergewicht im Normalbereich und ein kontinuierliches Muskeltraining, um sich die Leistungsfähigkeit zu erhalten, reduzieren die Gefahr für Rückenschmerzen allerdings ganz erheblich.

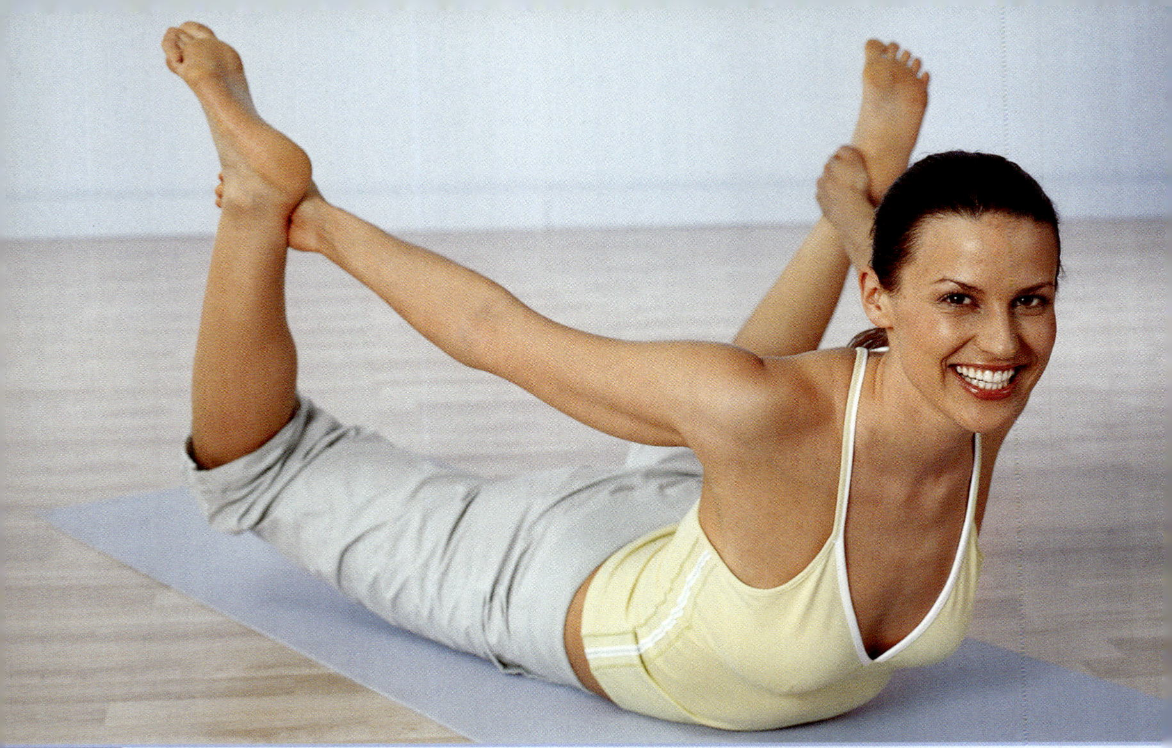

Das Übungslexikon: Ihr persönliches Workout

Für einen gesunden und fitten Rücken müssen Sie alle wichtigen Muskelgruppen gleichermaßen kräftigen und dehnen. Nur dann haben Sie eine aktive Polsterung gegen die Lasten des Alltags. Das folgende Übungslexikon, eine Art Nachschlagewerk für Ihr Workout, enthält 14 sehr effektive Übungseinheiten. Sie können jeweils zwischen drei Alternativen wählen: der leichten und der mittelschweren Übung oder der Übung für Fortgeschrittene. Jede Einheit hat das gleiche Ziel im Blick: entweder die Stärkung, die Dehnung oder die Entspannung eines bestimmten Körperbereiches.
Die Beschreibungen der Übungen sorgen dafür, dass Sie nichts falsch machen können. Ganz besonders wichtige und beachtenswerte Aspekte werden extra betont. Damit sind Sie auf der sicheren Seite und können sich voll und ganz auf Ihr Trainingsprogramm konzentrieren.

Luxus für Ihren Rücken

Das ist das Besondere an diesem Übungslexikon: Sie stellen Ihr Training nach Ihren individuellen Bedürfnissen und Fähigkeiten selbst zusammen. Doch folgende Hinweise sollten Sie beachten.

- Zwingen Sie Ihr Training nicht zwischen Termine. Stressen Sie sich nicht. Muskeln sind nur schwer zu trainieren, wenn der Geist gestresst ist.
- 13 Übungseinheiten (leicht, mittelschwer, für Fortgeschrittene) trainieren einen bestimmten Muskelbereich. Übung 14 dient der Entspannung.
- Beginnen Sie stets mit der leichtesten Variante. Nur wenn Sie wirklich gut trainiert sind, sollten Sie die Übungen für Fortgeschrittene wählen. Das Niveau der einzelnen Übungen ergibt sich aus der Anzahl der beteiligten Muskeln, der Häufigkeit der Wiederholungen sowie der Schwierigkeit der Trainingsposition.
- Sie müssen nicht alle Übungen in einer Trainingseinheit hinter sich bringen. Wählen Sie acht bis zehn Übungen und absolvieren Sie diese irgendwann im Lauf des Tages. Ein paar Mal ein paar Minuten können Sie sicher abzweigen.
- Um die Harmonie der Muskeln zu unterstützen, sollten die Übungen stets den gleichen Schwierigkeitsgrad haben.
- Variieren Sie Ihre Übungen laufend. Nur so erreichen Sie ein Ganzkörpertraining in Balance, und die Muskeln werden gleichmäßig beansprucht.
- Zuerst wird die Muskelausdauer (die roten Muskelfasern, Seite 51, erster Trainingsabschnitt) trainiert. Das heißt: Etwa 10 bis 15 Wiederholungen sollten Ihr Ziel sein.
- Erst wenn Sie fit sind, wählen Sie das höchste Niveau (zweiter Trainingsabschnitt). Damit steigern Sie die Belastung, für die die weißen Muskelfasern (Seite 51) verantwortlich sind. Sie sollten hier etwa acht bis zwölf Wiederholungen schaffen.
- Die richtige Belastung haben Sie gewählt, wenn der entsprechende Muskel am Ende einer Übung »brennt«, ein Zeichen, dass er erschöpft ist.
- Zwischen den einzelnen Übungen, speziell bei denen, die der Kräftigung dienen (die Funktion einer Übung finden Sie bei der jeweiligen Beschreibung), sollten Sie immer eine kleine Pause von etwa 60 Sekunden einlegen. Am besten, indem Sie sich ruhig hinlegen.
- Dehnübungen (Seite 76 bis 85) können Sie getrost täglich ausführen, da sie die Muskeln nicht anstrengen und diese kaum Erholungszeiten benötigen.
- Die Übungen zur Entspannung (Seite 86 und 87) leisten auch in den Alltag eingestreut gute Dienste. Zeit dafür sollten Sie sich möglichst oft gönnen, denn sowohl der Körper als auch die Psyche profitieren davon.

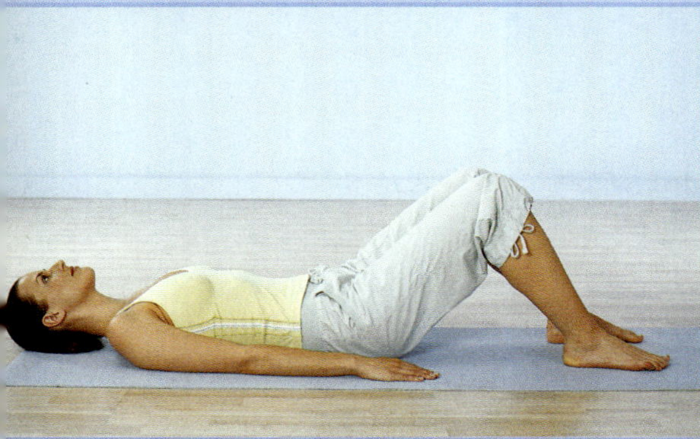

1

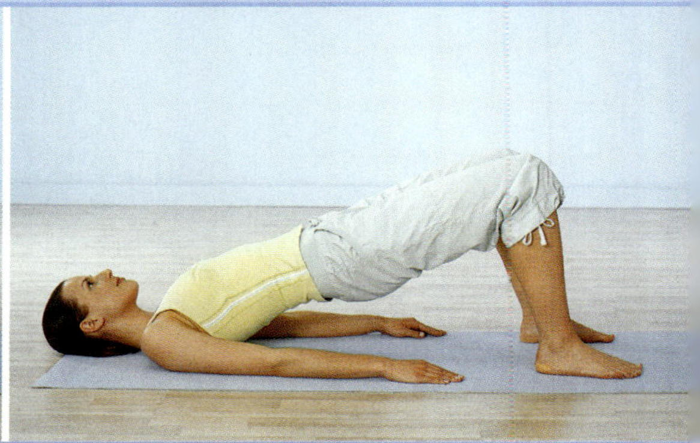

2

Übung 1: Stahlseil

Jeder der drei Schwierigkeitsgrade dieser Übung kräftigt den langen Rückenstrecker, der folgende Aufgaben hat: Er muss den Rumpf stärken, ihn bei einseitiger Kontraktion zur Gegenseite neigen und ihn wieder aufrichten.

Leichte Übung

- Legen Sie sich in Rückenlage auf den Boden, die Beine angewinkelt und hüftbreit aufgestellt. Die Arme liegen locker neben dem Körper. Die Handflächen zeigen nach unten. 1
- Heben Sie Sie den Po an und lösen Sie Wirbel für Wirbel so vom Boden, dass eine schräge Lage erreicht wird. Schultern, Becken und Knie sollten dabei eine Linie bilden. 2
- Halten Sie die Position 10 bis 15 Sekunden. Lösen Sie die Anspannung und senken Sie den Po Wirbel für Wirbel ab.

10-mal wiederholen.

Mittelschwere Übung

- Begeben Sie sich in die Bauchlage. Bei starkem Hohlkreuz hilft ein kleines Kissen unter dem Bauch. Ihre Zehenspitzen sind aufgestellt. Die Stirn liegt auf der Matte auf. Die Arme befinden sich in U-Halte, und zwischer Oberarm und Unterarm besteht ein rechter Winkel. 3

3

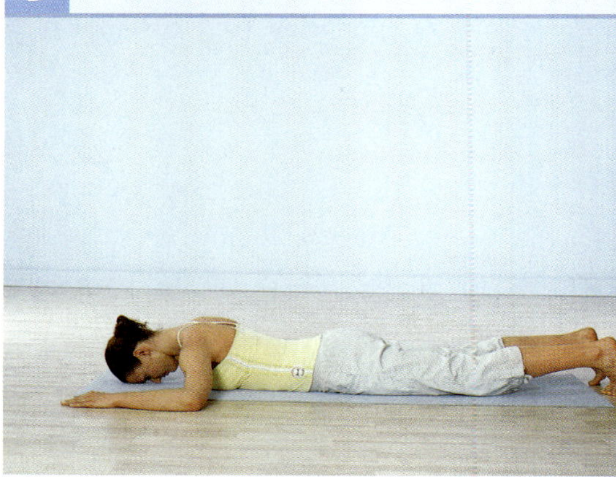

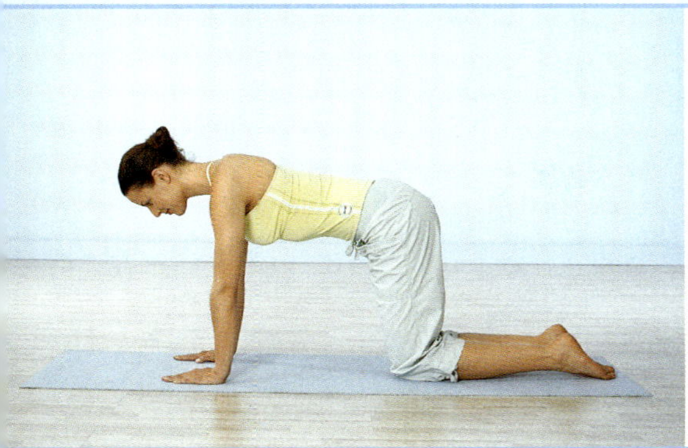

5

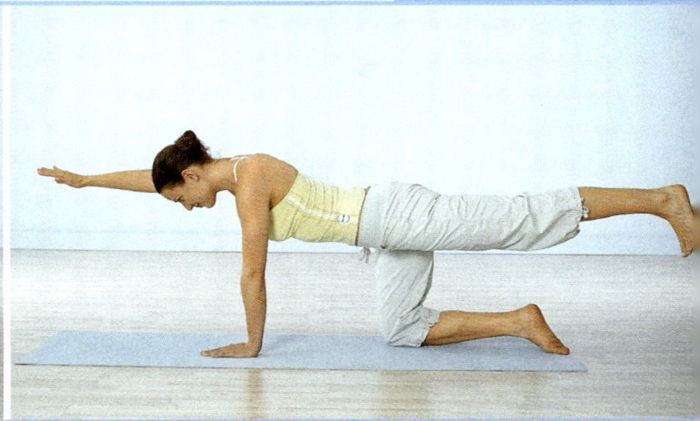

6

- Heben Sie beide Arme und den Kopf minimal vom Boden ab. Strecken Sie nun den rechten Arm nach vorn und führen Sie gleichzeitig den linken Arm zurück. Der Ellbogen ist dicht am Körper und zeigt nach hinten. 4
- Und die Position wechseln: Der linke Arm wird gestreckt und der rechte dementsprechend zurückgeführt.

4

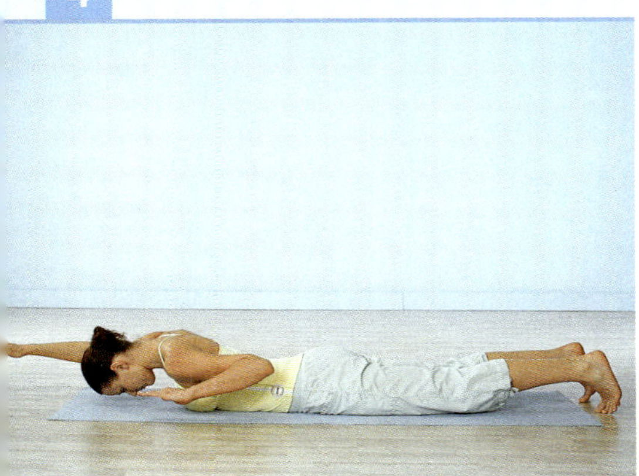

Pro Seite 10- bis 15-mal wiederholen, 2 Sätze.

Übung für Fortgeschrittene

- Gehen Sie in den Vierfüßlerstand. Arme und Oberschenkel sind senkrecht, Unterschenkel und Fußrücken liegen auf der Unterlage. Die Beine sind leicht geöffnet. Die Handflächen liegen auf dem Boden auf, die Fingerspitzen zeigen nach vorn, die Ellbogen sind nach außen gedreht. Der Rücken bildet von der Seite gesehen eine Gerade. Der Kopf befindet sich in Verlängerung der Wirbelsäule. Bauch- und Rückenmuskulatur sind leicht angespannt. 5
- Strecken Sie nun das linke Bein nach hinten und gleichzeitig den rechten Arm nach vorn. Die Fußspitze ist zum Schienbein hin angezogen. 6
- Halten Sie die Position 10 bis 15 Sekunden. Dann wechseln Sie Arm und Bein.

Pro Seite 5-mal wiederholen.

Übung 2: Brückenbauer

Der Brückenbauer ist eine Krafttrainingsübung. Sie dient dazu, verschiedene Muskelbereiche gleichzeitig zu trainieren. Es werden sowohl die Rücken- und die Bauchmuskulatur als auch die Gesäßmuskulatur besonders beansprucht.

Leichte Übung

- Legen Sie sich in Rückenlage auf den Boden und stellen Sie beide Beine auf dem Boden auf. Überkreuzen Sie die Arme vor der Brust.
- Heben Sie den Po so weit an, dass der Körper von den Schultern über die Hüfte zu den Knien eine Linie bildet.
- Strecken Sie nun das linke Bein in Verlängerung der Schulter-Hüft-Knie-Linie nach oben. 1
- Alternative: Einfacher geht es, wenn die Arme als Stütze neben dem Körper liegen und Sie dann das Bein strecken. 2
- Halten Sie diese Position 10 bis 15 Sekunden lang und wechseln Sie dann das Bein.

Pro Seite 2- bis 3-mal wiederholen.

Wichtig: Achten Sie auf eine Stabilität der Lenden-Becken-Hüftregion. Das Becken soll an der Seite des gehobenen Beines nicht absinken.

Mittelschwere Übung

- Sie befinden sich in Bauchlage, und die Unterarme sind etwa im rechten Winkel zu den Oberarmen aufgestützt. Die Zehenspitzen stehen auf dem Boden auf, und der Blick ist zum Boden gerichtet. 3

1

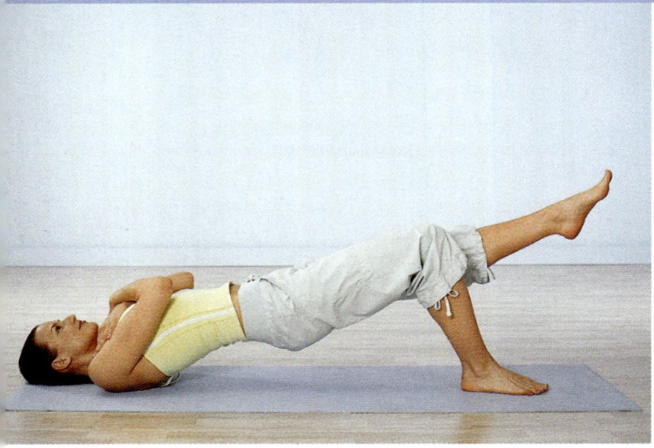

2

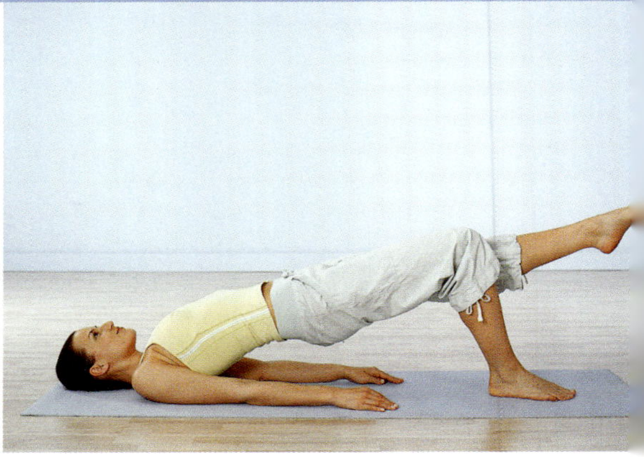

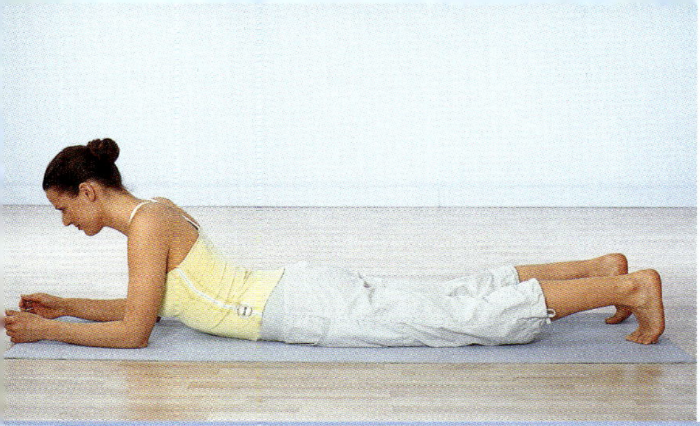

3

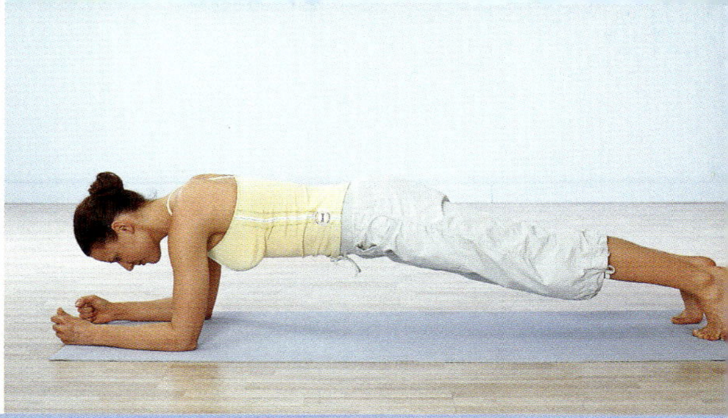

4

- Stützen Sie sich nun auf Ihren Ellbogen ab. Heben Sie den Körper so an, dass er eine gerade Linie bildet. Bauch-, Rücken- und Gesäßmuskulatur sind fest angespannt. Atmen Sie dabei ruhig und gleichmäßig weiter. 4
- Halten Sie diese Position 20 bis 30 Sekunden lang.

3-mal wiederholen.

Wichtig: Achten Sie darauf, dass Sie die gerade Position während der Übung beibehalten und nicht in eine verstärkte Hüftbeugung ausweichen.

Übung für Fortgeschrittene

- Legen Sie sich in linker Seitenlage auf den Boden. Stützen Sie Ihren linken Ellbogen auf, der rechte Arm liegt auf dem rechten Oberschenkel. Das untere (linke) Bein ist etwa 90° nach hinten abgewinkelt, das obere ist gestreckt. 5
- Heben Sie nun den Körper einige Zentimeter so vom Boden ab, dass Kopf, Oberkörper, Hüfte und rechtes Bein eine Linie bilden. 6
- Die Position 20 bis 30 Sekunden halten.

3-mal wiederholen, dann Seitenwechsel.

5

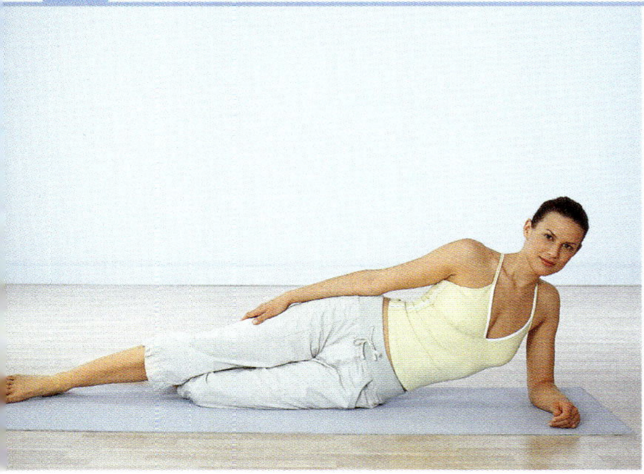

6

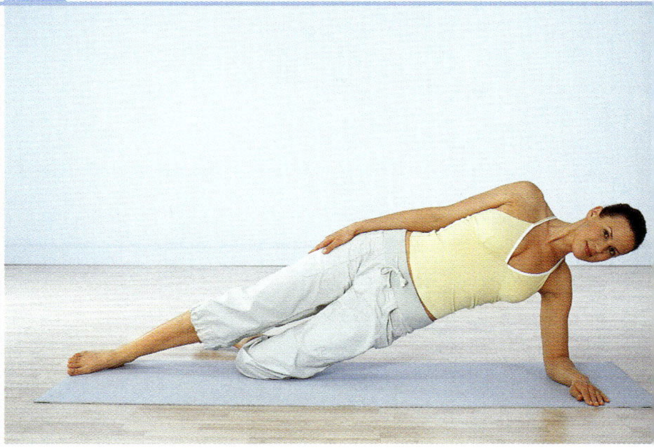

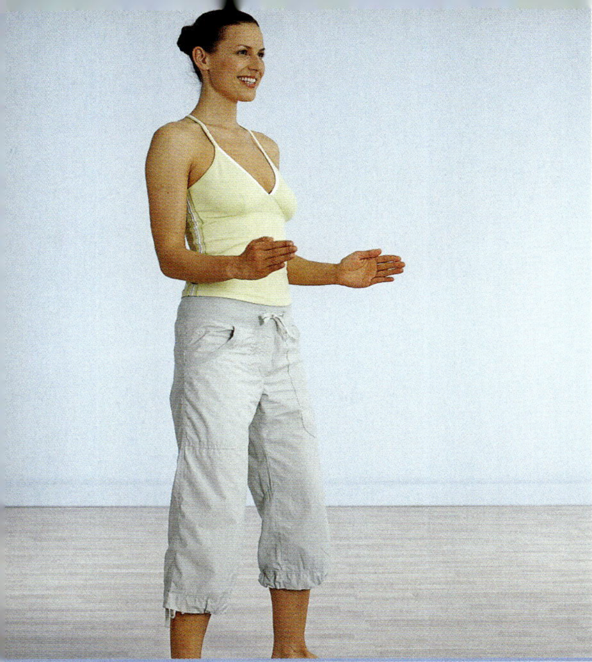

1

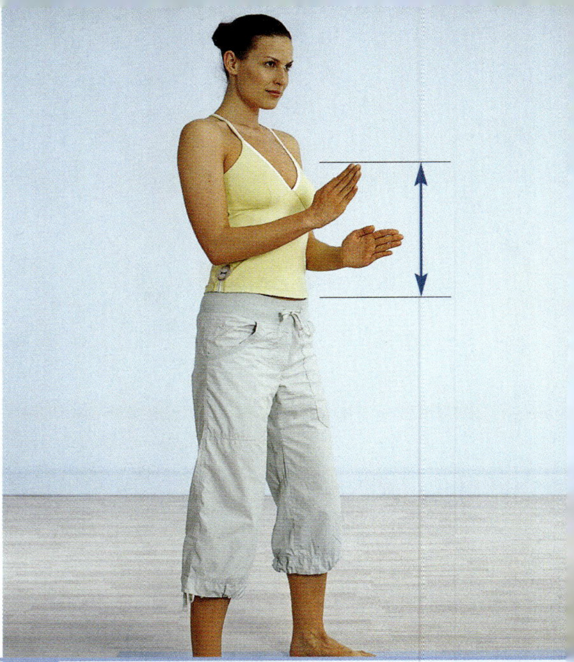

2

Übung 3: Hacker

Mit dieser Übung kräftigen Sie die tiefe Rückenmuskulatur, die für die Stabilisierung der Wirbelsäule sowie die einzelnen Wirbelsegmente hauptverantwortlich ist. Speziell die kleinen, relativ schnellen wechselseitigen Bewegungen aktivieren diese tiefe Muskulatur. Bei den folgenden Übungen wird vor allem die Lendenwirbelsäule beansprucht.

Leichte Übung

- Stellen Sie sich mit schulterbreit geöffneten, ganz leicht gebeugten Beinen aufrecht hin. Die Arme liegen seitlich am Körper. Jetzt beugen Sie die Unterarme im 90°-Winkel nach vorn. Die Ellbogen bleiben nah am Körper. 1
- Nun führen die Unterarme 20 bis 30 Sekunden lang schnelle, kleine Hackbewegungen aus. Die Hände sind straff, die Daumen liegen an den Fingern an. 2

Einmal wiederholen.

Mittelschwere Übung

- Stellen Sie sich mit schulterbreit geöffneten Beinen hin, die Fußspitzen sind leicht nach außen gedreht.
- Beugen Sie die Knie leicht und schieben Sie den Po nach hinten unten. Der Oberkörper neigt sich nach vorn. Kopf und Arme sind in Verlängerung der Wirbelsäule. Die Hände stehen senkrecht. 3
- Führen Sie mit den Armen 20 bis 30 Sekunden schnelle, kleine Hackbewegungen aus. 4

2-mal wiederholen.

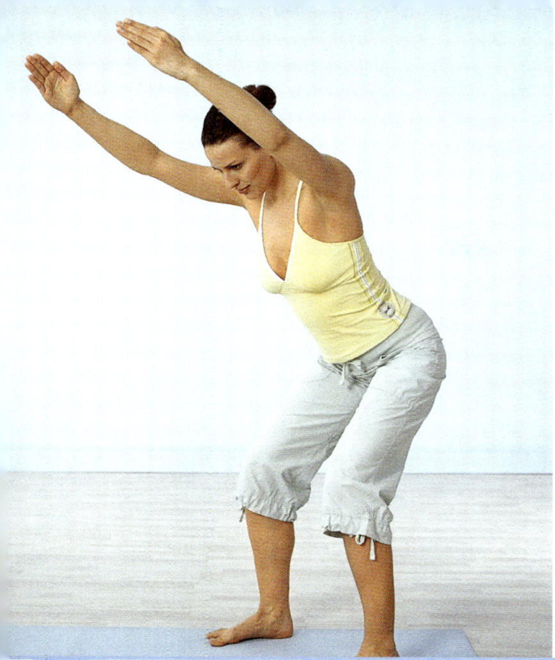

3

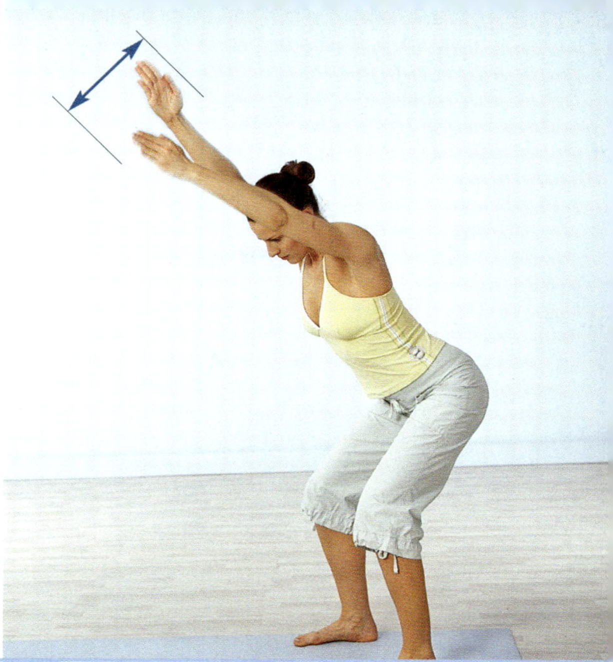

4

Wichtig: Achten Sie bei dieser Übung darauf, dass der Rücken gerade ist und Sie kein Hohlkreuz ausbilden.

Übung für Fortgeschrittene

- Gehen Sie in den Vierfüßlerstand. Stützen Sie sich auf die Unterarme auf, die nach vorn zeigen und fast zu einer Spitze zusammenlaufen. Formen Sie mit den Händen eine lockere Faust oder falten Sie die Hände. Stellen Sie die Fußspitzen auf dem Boden auf.
- Heben Sie beide Knie einige Zentimeter vom Boden ab, sodass zwischen Oberschenkel und Unterschenkel ein 120°- bis 150°-Winkel entsteht. Der Po befindet sich vor den Knien. Der Rücken bleibt gerade und der Kopf in Verlängerung der Wirbelsäule. Rücken-, Bauch- und Pomuskulatur sind angespannt. 5
- Heben Sie abwechselnd den rechten und den linken Fuß für 2 bis 3 Sekunden vom Boden ab. 6

10- bis 15-mal wiederholen, 2 Sätze.

5

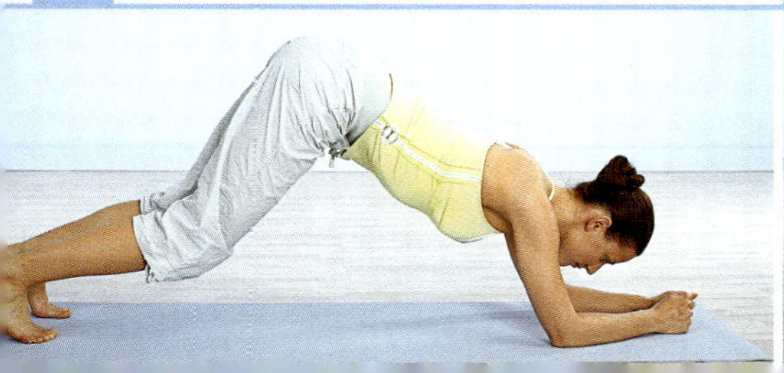

6

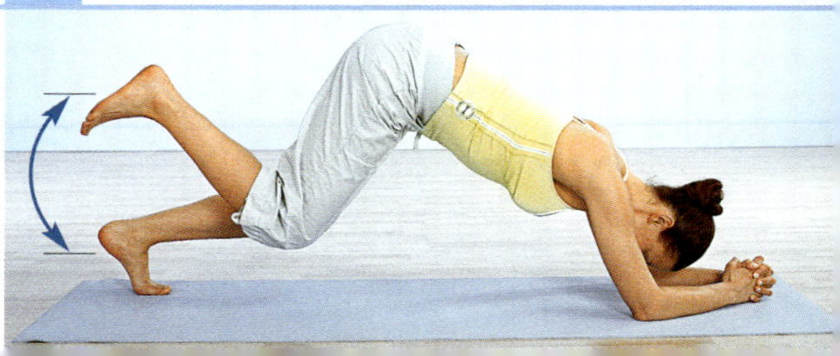

Übung 4: Schraube

Die Schraube ist eine Kräftigungs- und Dehnübung. Mit ihr trainieren Sie vor allem die tiefen Rückenmuskeln der Hals- und Brustwirbelsäule.

Leichte Übung

- Setzen Sie sich aufrecht in Ausgangsposition auf einen Stuhl, die Beine sind hüftbreit aufgestellt. Die Hände liegen auf den Oberschenkeln. 1
- Drehen Sie den Oberkörper zur rechten Seite und führen Sie den rechten Arm nach hinten oben, der Kopf geht mit, und der Blick ist auf die Hand gerichtet. Die linke Hand wird am rechten Oberschenkel abgelegt. Die Hüfte soll stabil sein. 2
- Halten Sie diese Position 5 bis 10 Sekunden lang.

10- bis 15-mal wiederholen, dann Seitenwechsel, 2 Sätze.

Wichtig: Achten Sie darauf, dass sich Hüfte und Knie nicht mitdrehen.

Mittelschwere Übung

- Nehmen Sie die Ausgangsposition 1 ein. Führen Sie die rechte Hand zum linken Knöchel. Die Augen folgen dem rechten Arm. Der linke Arm ist nach oben hinten gestreckt.
- Halten Sie diese Position 10 bis 15 Sekunden lang. 3

1

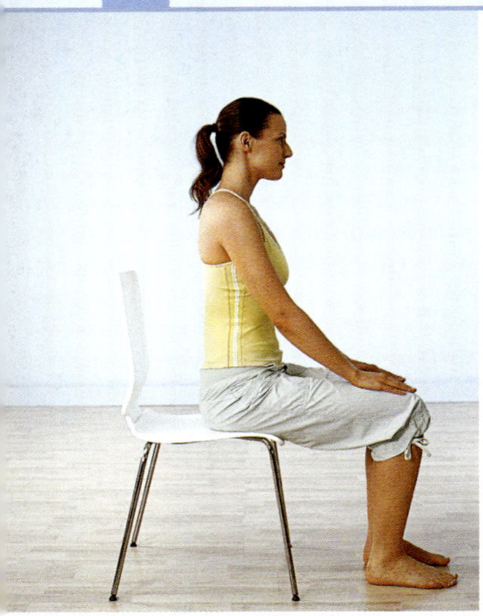

2

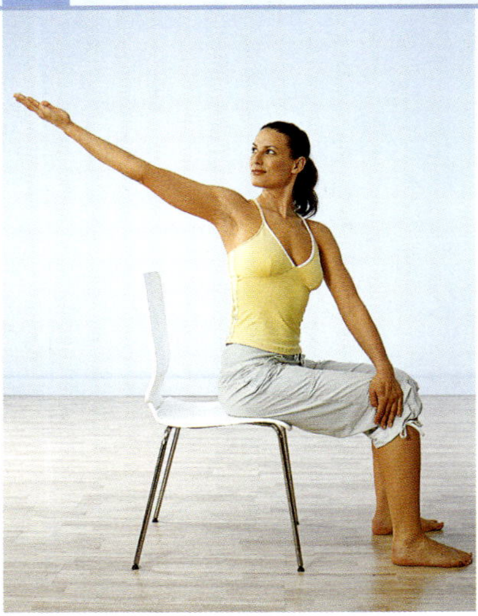

3

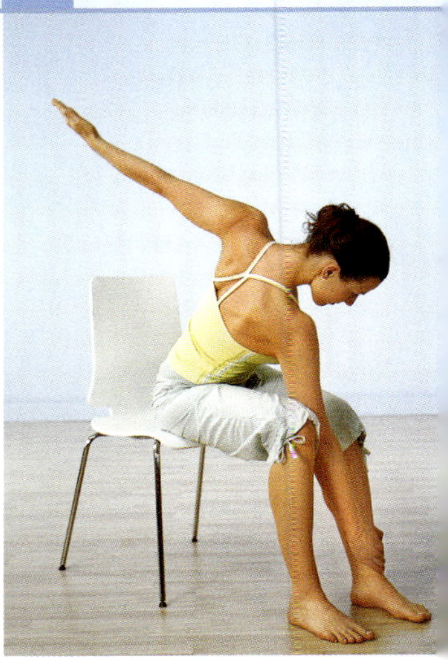

- Richten Sie den Oberkörper langsam wieder auf.
- Führen Sie nun den rechten Arm an der rechten Körperseite vorbei nach rechts hinten oben. Der Blick folgt dieser Bewegung. Die linke Hand wird außen am rechten Oberschenkel abgelegt. 4 Es sollte eine fließende Bewegung sein.

Abwechselnd 10- bis 15-mal wiederholen, 2 Sätze.

Wichtig: Atmen Sie während der Übung ruhig und gleichmäßig weiter.

Übung für Fortgeschrittene

- Sie befinden sich in Seitlage, auf dem rechten Arm aufgestützt. Die linke Hand liegt vor dem Oberkörper auf dem Boden. Das untere Bein ist 90° angewinkelt, das obere gestreckt. 5
- Führen Sie nun den rechten Arm hinter den Rücken. Drehen Sie Kopf und Rumpf mit in diese Richtung und legen Sie die Stirn auf dem linken Unterarm ab. 6
- Halten Sie die Position 15 bis 20 Sekunden und kommen Sie dann in die Ausgangsposition zurück.

10- bis 15-mal wiederholen, dann Seitenwechsel, 2 Sätze.

Wichtig: Achten Sie auf eine stabile Hüftposition während der gesamten Übung.

4

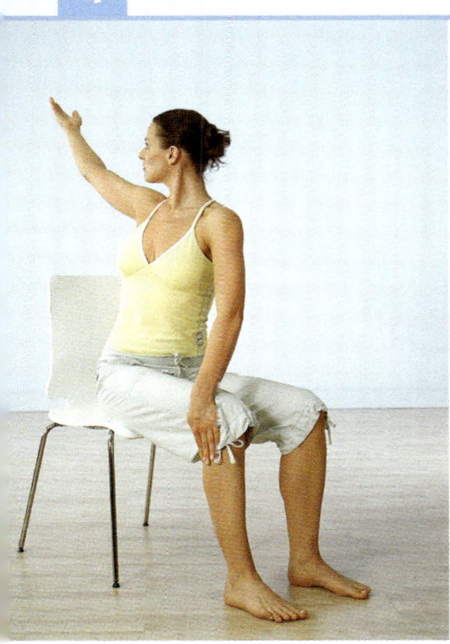

5

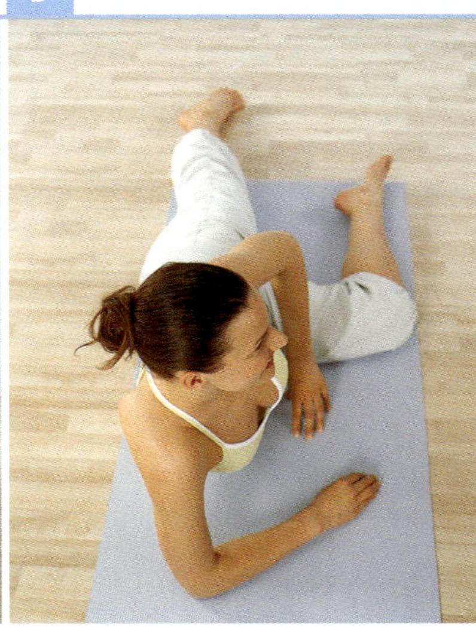

6

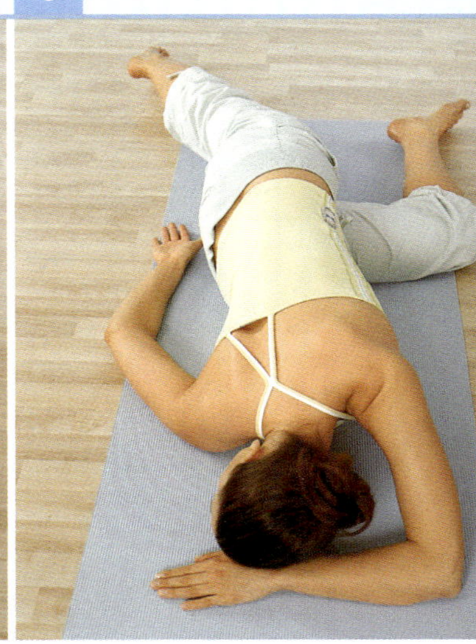

Übung 5: 6-Packer rückwärts

Mit dieser Übung kräftigen Sie die gerade Bauchmuskulatur, die beim Stehen im Alltag meist nachgebend (exzentrisch) gegen die Schwerkraft arbeitet. Sie bildet die vordere Bauchwand und ist der kräftigste Rumpfbeuger. Er richtet den Oberkörper aus der Rückenlage auf. Eine zu schwache Bauchmuskulatur ist an einem vorgewölbten Bauch zu erkennen.

Leichte Übung

- Setzen Sie sich auf den Boden, die Füße sind bei 90° Kniebeugung mit der ganzen Fußsohle auf dem Boden aufgestellt, der Oberkörper ist aufrecht. Die Hände liegen locker auf den Oberschenkeln. 1
- Neigen Sie den Oberkörper langsam zurück. Die Hände bleiben locker auf den Oberschenkeln. Spüren Sie ein leichtes Ziehen im Bauch? Achten Sie darauf, dass der Rücken gerade ist. 2 Vermeiden Sie einen Rundrücken.
- Halten Sie die Position 15 bis 20 Sekunden und kommen Sie wieder langsam in die Ausgangsposition zurück.

8- bis 12-mal wiederholen, 2 Sätze.

Wichtig: Neigen Sie sich nur so weit zurück, wie Sie die Übung kontrollieren können, und atmen Sie ruhig und gleichmäßig weiter!

Mittelschwere Übung

- Legen Sie sich in Rückenlage auf den Boden, beide Füße sind bei 90° Kniebeugung hüftbreit aufgestellt. Die Hände liegen auf den Oberschenkeln.

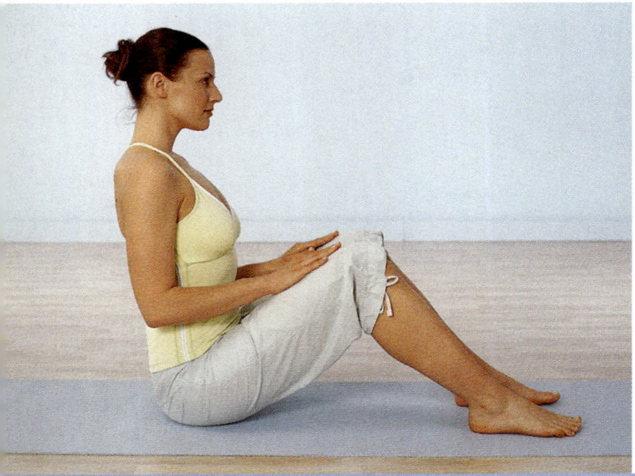

1

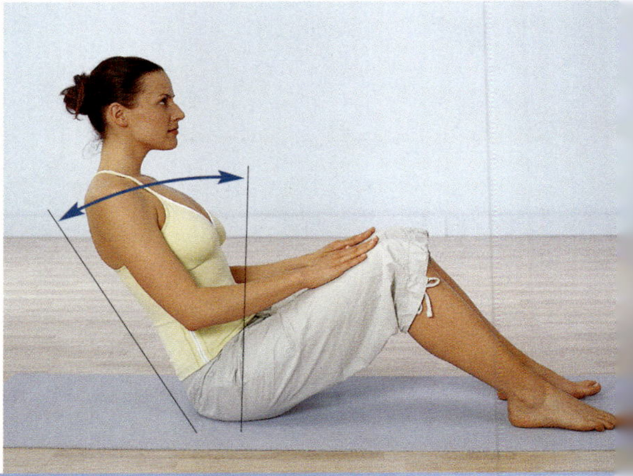

2

- Heben Sie Kopf und Schulterblätter langsam vom Boden ab. Die Hände wandern dabei bis zu den Knien. Den Kopf halten Sie so, dass zwischen Kinn und Brust ein Tennisball passen könnte. Der Blick ist schräg nach vorn zu den Knien gerichtet. 3
- Halten Sie die Position 5 Sekunden, gehen Sie dann langsam wieder zurück.

8- bis 12-mal wiederholen, 3 Sätze.

Wichtig: Arbeiten Sie nicht mit Schwung, sondern ganz langsam und kontrolliert, und dies besonders auf dem Rückweg.

Übung für Fortgeschrittene

- Sie befinden sich in Rückenlage, beide Beine sind bei 90° Kniebeugung aufgestellt. Drücken Sie die Fersen in den Boden und ziehen Sie die Zehenspitzen an. Die Arme liegen parallel zum Rumpf, die Handflächen sind im Handgelenk so angewinkelt, dass die Finger zur Decke zeigen. 4
- Heben Sie Kopf und Schulterblätter langsam vom Boden ab. Schieben Sie dabei die Hände knapp oberhalb des Bodens in Richtung Füße. Die Lendenwirbelsäule liegt weiterhin auf. 5

15- bis 20-mal wiederholen, 3 Sätze.

Wichtig: Unbedingt weiteratmen, auch wenn es schwer fällt! Den Rückweg ganz langsam und kontrolliert ausführen.

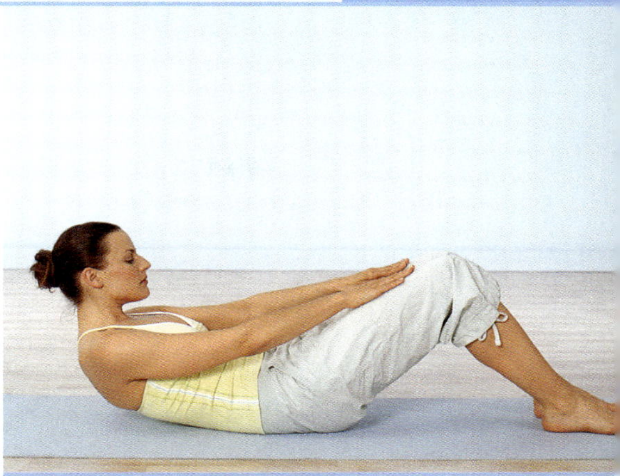

3

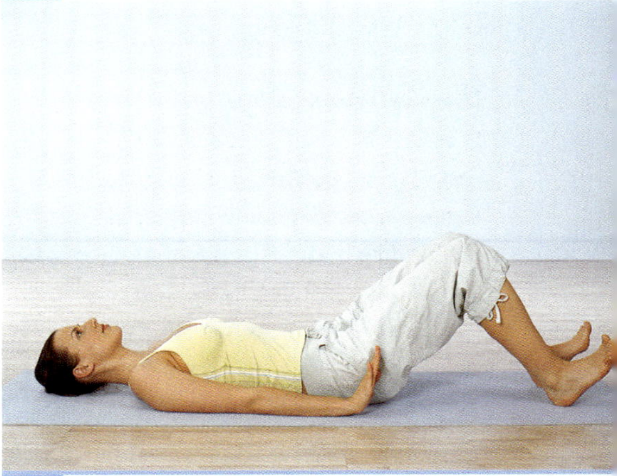

4

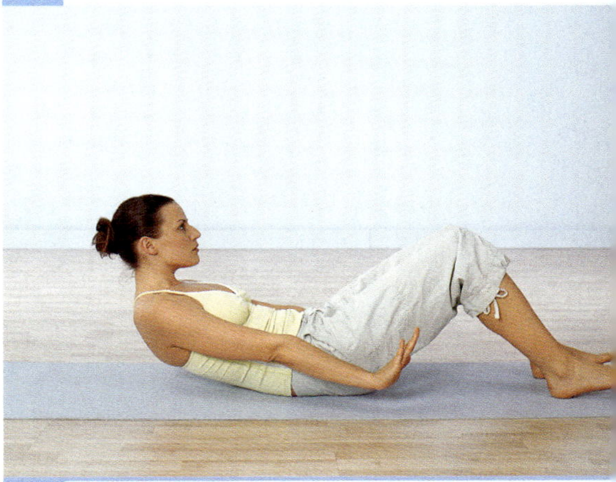

5

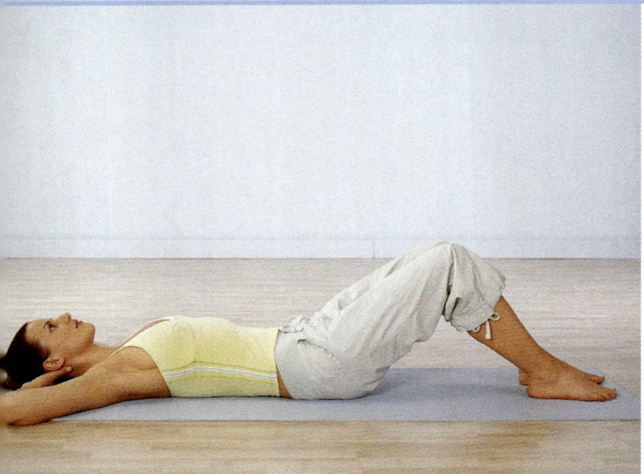

1

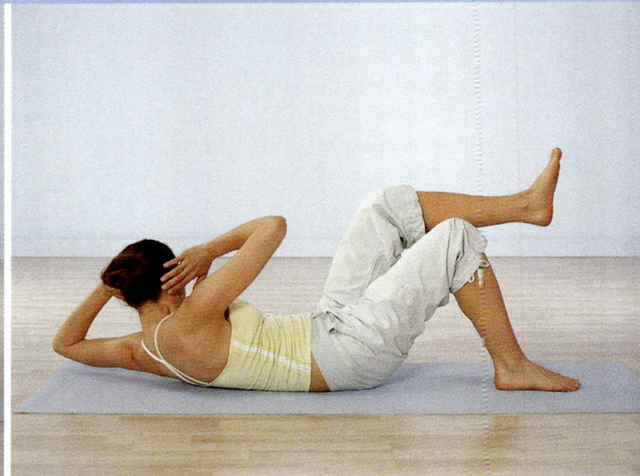

2

Übung 6: Hingucker

Der Hingucker kräftigt die schrägen Bauchmuskeln. Diese wirken bei allen Rumpfbewegungen mit, vor allem sind sie bei der Seitneigung und der Rumpfdrehung beteiligt. Aufgrund ihrer besonderen Lage helfen sie auch bei der Stabilisierung der Wirbelsäule.

Leichte Übung

- Legen Sie sich in Ausgangsposition auf den Rücken, beide Beine sind in zirka 90° Kniebeugung mit der ganzen Fußsohle auf dem Boden aufgestellt, die Hände liegen unter dem Kopf. Der Blick ist nach oben gerichtet. Die Lendenwirbelsäule drückt fest gegen den Boden. 1

3

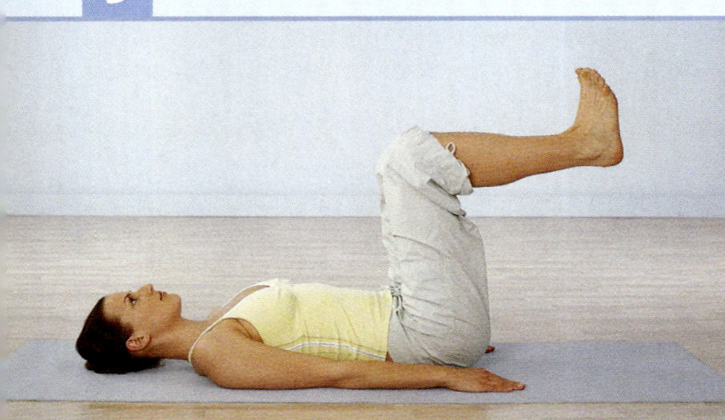

4

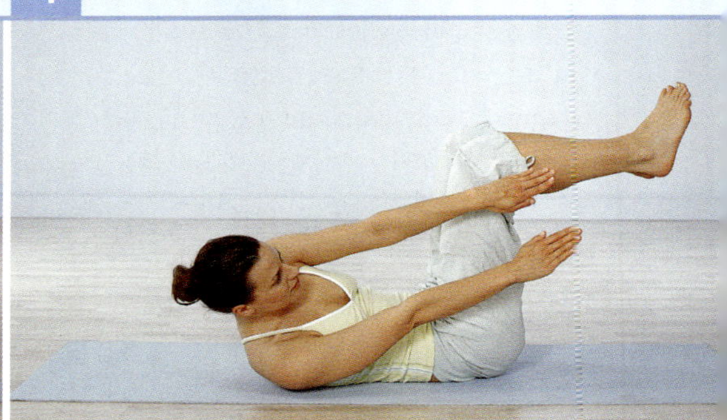

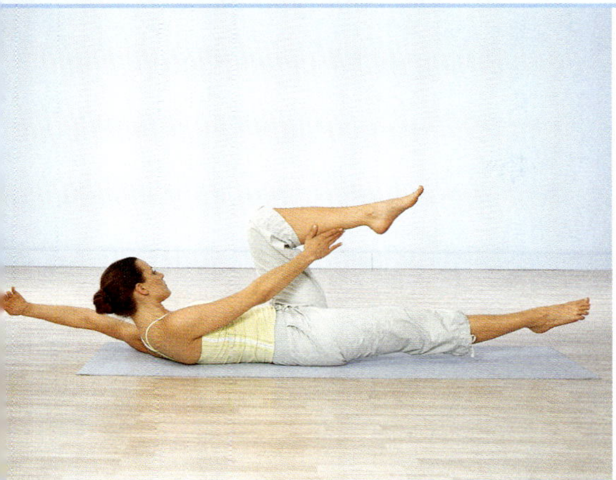

5

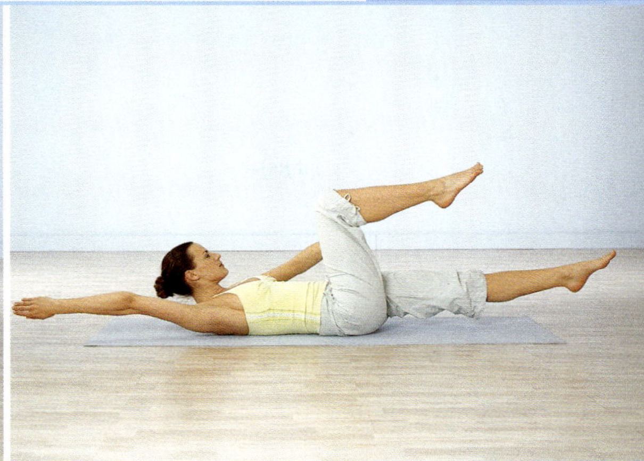

6

- Heben Sie beide Schulterblätter vom Boden ab und drehen Sie mit der rechten Schulter Richtung linkes Knie. Heben Sie gleichzeitig das linke Bein hoch. Die Ellbogen bleiben außen. Der Kopf folgt der Bewegung. 2

10- bis 15-mal wiederholen, dann Seitenwechsel, 2 Sätze.

Wichtig: Atmen Sie gleichmäßig weiter.

Mittelschwere Übung

- Legen Sie sich auf den Rücken. Heben und winkeln Sie beide Beine so an, dass die Oberschenkel senkrecht sind und mit den Unterschenkeln einen 90°-Winkel bilden. Die Arme liegen gestreckt neben dem Körper, die Handflächen sind zum Boden gerichtet. 3
- Heben Sie die Schulterblätter vom Boden ab und ziehen Sie beide Arme seitlich zunächst zum rechten, dann zum linken Knie. 4

Abwechselnd 10- bis 15-mal wiederholen, 2 Sätze.

Wichtig: Der Oberkörper nähert sich den Knien, nicht umgekehrt. Und vergessen Sie nicht zu atmen!

Übung für Fortgeschrittene

- Sie befinden sich in Ausgangsposition auf dem Rücken. 1
- Strecken Sie das rechte Bein nach vorn und den linken Arm nach hinten bis knapp oberhalb des Bodens. Heben Sie das linke Bein angewinkelt vom Boden ab. Der rechte Arm zieht nach vorn zum linken Oberschenkel. 5
- Machen Sie die Übung im Wechsel mit dem linken Bein und dem rechten Arm. 6

Abwechselnd 10- bis 15-mal wiederholen, 3 Sätze.

Wichtig: Versuchen Sie, die Hüfte stabil zu halten.

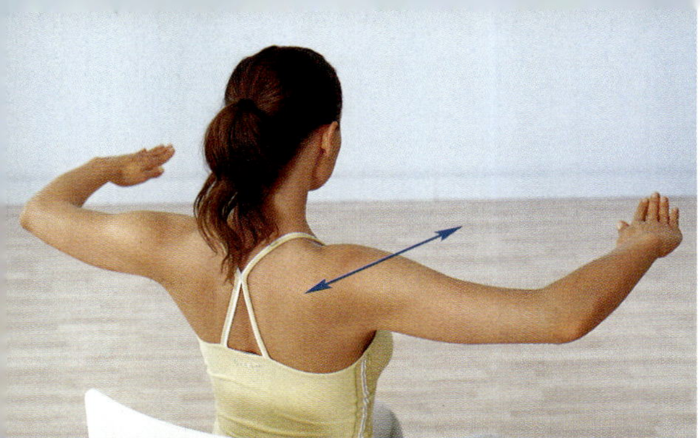

1

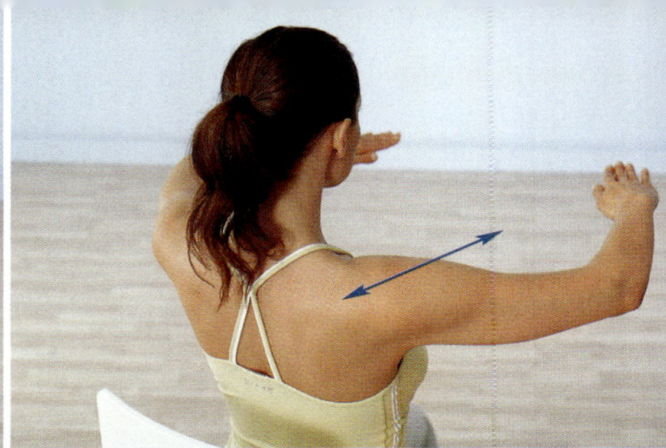

2

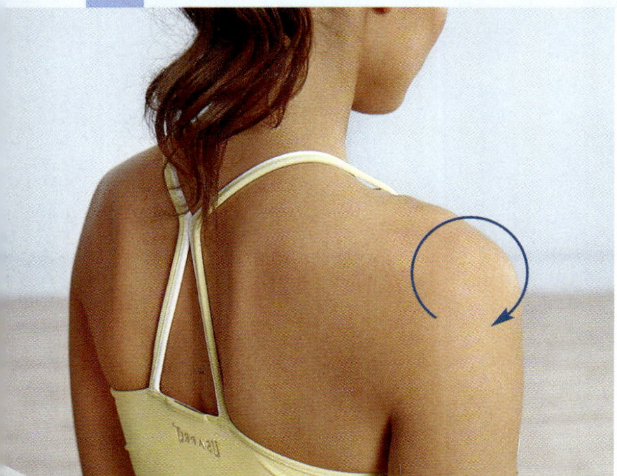

3

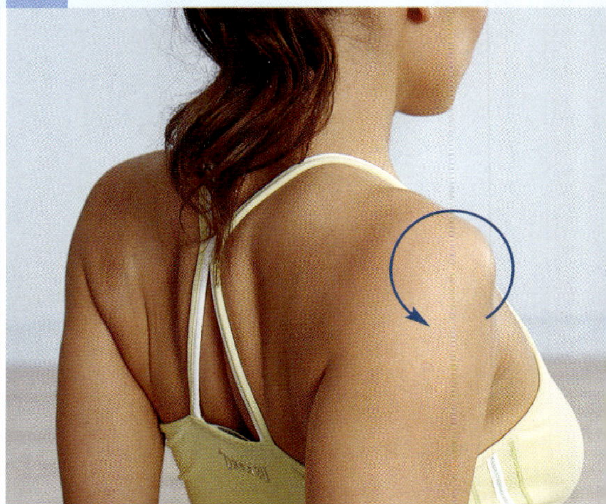

4

Übung 7: Schulterformer

Der Schulterformer dient der Kräftigung von Schulter- und Nackenmuskulatur, die ein wichtiger Stabilisator des oberen Rückens und des Kopfes ist. Bei allen Bewegungen des Kopfes muss sie sowohl beweglich als auch stützend eingreifen.

Leichte Übung

- Setzen Sie sich aufrecht auf einen Stuhl. Winkeln Sie die Oberarme so an, dass Sie sie in einer Ebene parallel zum Boden halten. Die Unterarme zeigen nach vorn und bilden einen 90°-Winkel zu den Oberarmen. Die Handflächen zeigen nach unten. 1
- Schieben Sie nun die Arme waagerecht vor 2 und wieder zurück. Achten Sie darauf, dass der Winkel zwischen Ober- und Unterarm beibehalten wird. Die Schultern sollten während der Übung nicht hochgezogen sein.

10- bis 15-mal wiederholen, 2 Sätze.

Mittelschwere Übung

- Setzen Sie sich aufrecht auf einen Stuhl. Die Arme hängen locker neben dem Körper.
- Kreisen Sie im größtmöglichen Bewegungsspielraum ihre Schultern, zunächst vorwärts 3, anschließend rückwärts. 4 Beim Rückwärtskreisen sollten sich Ihre Schulterblätter näher kommen.

10- bis 15-mal in jede Richtung wiederholen, insgesamt 2 Sätze.

Achtung: Spüren Sie einen intensiven Reiz der Muskeln zwischen den Schulterblättern? Dann machen Sie es richtig!

Übung für Fortgeschrittene

- Stützen Sie die Hände in Schulterhöhe gegen eine Wand, die Arme sind gerade, die Hände zeigen mit den Fingerspitzen leicht zueinander. Die Arme sind gestreckt. Die Füße stehen etwa einen Meter von der Wand entfernt. 5 Je weiter weg, um so anstrengender wird die Übung. Der Körper bildet eine gerade Linie und ist gespannt.
- Während des Einatmens beugen Sie die Ellbogen, jedoch ohne in der Hüfte einzuknicken. Der Körper bildet weiterhin eine gerade Linie. Beim Ausatmen die Arme wieder strecken, aber nicht ganz durchstrecken. 6

10- bis 15-mal wiederholen, 3 Sätze.

Wichtig: Führen Sie die Übung langsam und kontrolliert aus, nicht mit Schwung.

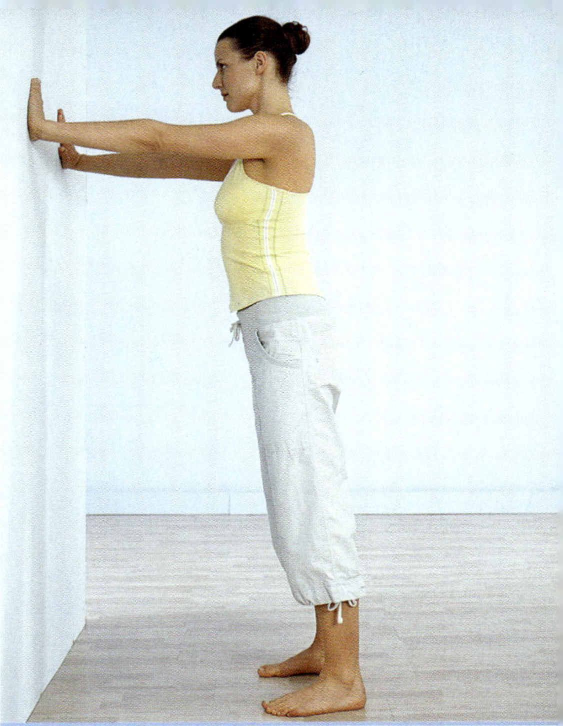

5

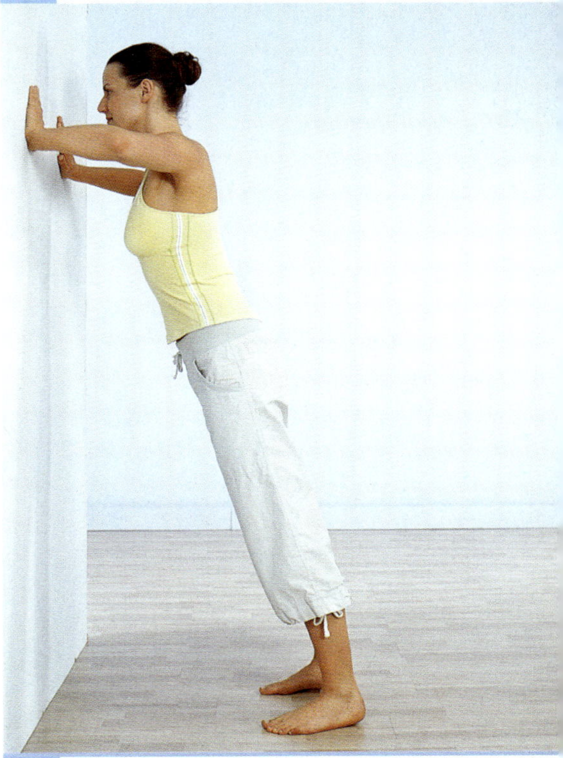

6

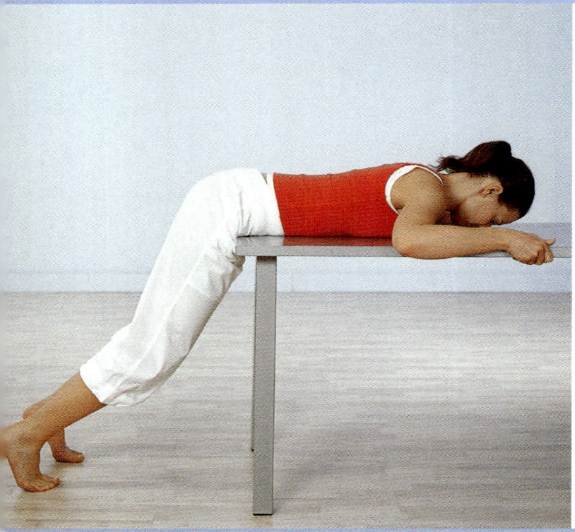

1

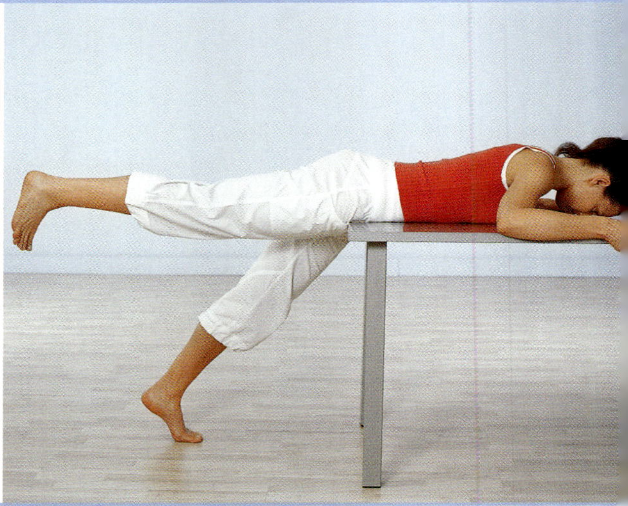

2

Übung 8: Porunder

Diese Übung dient der Kräftigung der Pomuskulatur, die für die Beckenaufrichtung verantwortlich ist. Diese wiederum ist Voraussetzung für eine aufrechte Körperhaltung. Die Pomuskulatur teilt sich in große und kleine Gesäßmuskeln auf. Die kleinen Gesäßmuskeln gewährleisten beim Gehen eine gerade Haltung des Beckens und verhindern ein Absinken der Hüfte, und der große Gesäßmuskel streckt das Hüftgelenk und hilft beim Hochkommen aus der Hocke.

Leichte Übung

- Legen Sie sich in Bauchlage auf einen Tisch, die Hüfte liegt gerade auf der Platte auf. Halten Sie sich mit den Händen an der Tischkante fest. Die Beine

3

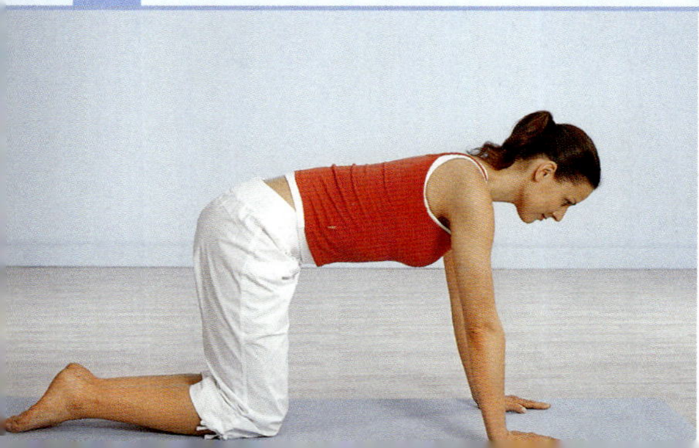

4

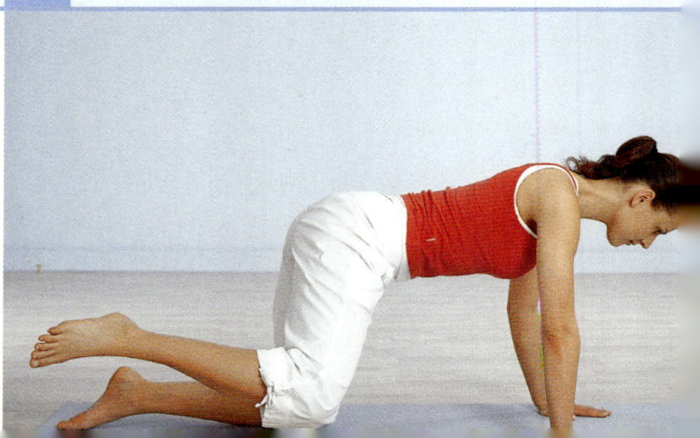

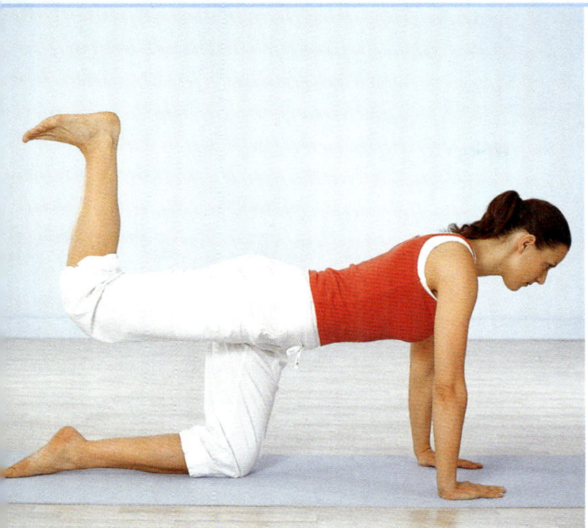

5

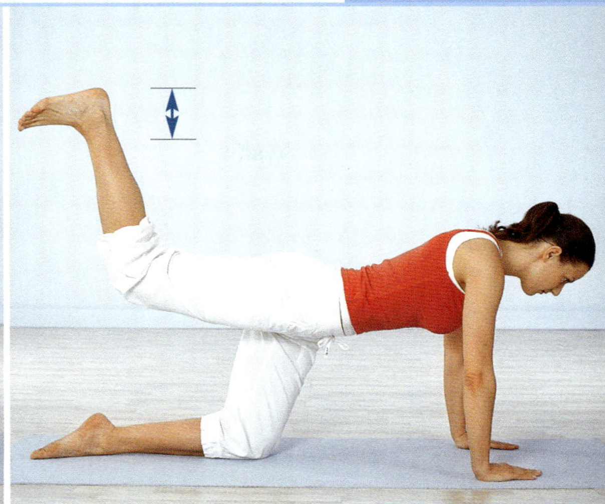

6

sind leicht angewinkelt, Sie stehen auf den Zehenspitzen. 1

- Heben Sie das rechte Bein und strecken Sie es nach hinten. Ziehen Sie dabei die Zehenspitze an. Die Zehen des linken Fußes bleiben am Boden. 2
- Halten Sie die Position 10 bis 15 Sekunden lang.

10- bis 12-mal wiederholen, dann Seitenwechsel, 2 Sätze.

Mittelschwere Übung

- Gehen Sie in den Vierfüßlerstand. Die Hände zeigen parallel nach vorn. 3
- Führen Sie das rechte Bein ein wenig zur Seite. Ober- und Unterschenkel bilden einen 90°-Winkel. Der Rücken bleibt gerade, und der Kopf ist in Verlängerung der Wirbelsäule. Der Blick ist zum Boden gerichtet. 4

10- bis 15-mal wiederholen, dann Seitenwechsel, 2 Sätze.

Wichtig: Heben Sie den Kopf nicht an, sondern blicken Sie während der Übung zum Boden.

Übung für Fortgeschrittene

- Heben Sie im Vierfüßlerstand den rechten Oberschenkel so an, dass er parallel zum Boden ist. Ober- und Unterschenkel bilden einen 90°-Winkel, die Fußsohle zeigt zur Decke. Der Rücken ist gerade, der Kopf in Verlängerung der Wirbelsäule. 5
- Mit dem oberen Bein werden ganz kleine Bewegungen Richtung Decke ausgeführt. Auf und ab, auf und ab und auf und ab … 6

15-mal wiederholen, dann Seitenwechsel, 3 Sätze.

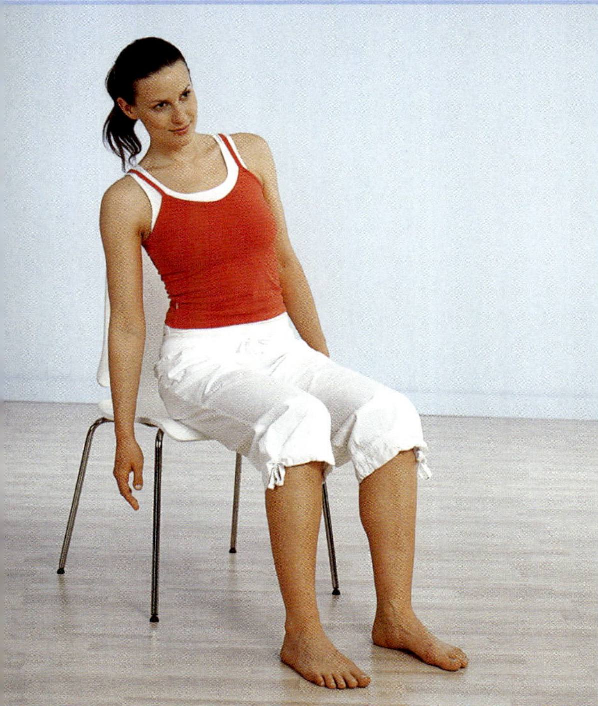

1

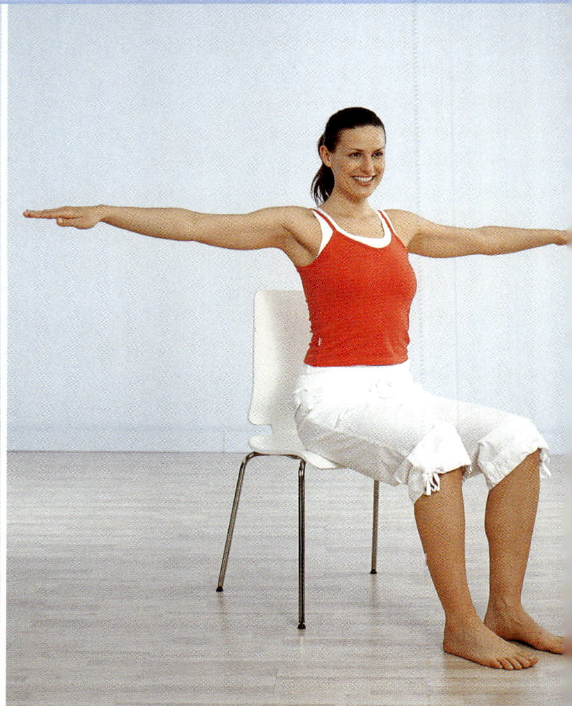

2

Übung 9: Windspiel

Diese Übung dehnt die Rücken- und die Bauchmuskulatur und fördert die seitliche Mobilität. Dabei wird die tiefe Rückenmuskulatur besonders angesprochen und in ihrer Funktion, der Stabilisation, speziell gefördert.

Leichte Übung

- Setzen Sie sich aufrecht auf einen Stuhl. Die Beine sind etwa hüftbreit aufgestellt, und die Arme hängen locker neben dem Körper. Rücken- und Bauchmuskulatur sind angespannt.
- Neigen Sie den Oberkörper so zur rechten Seite, dass die rechte Hand sich dem Boden nähert. Der Kopf bleibt in Verlängerung der Wirbelsäule. Wenn Sie ein leichtes Ziehen in der linken Seite spüren, machen Sie es richtig. 1

8- bis 12-mal wiederholen, dann Seitenwechsel, 2 Sätze.

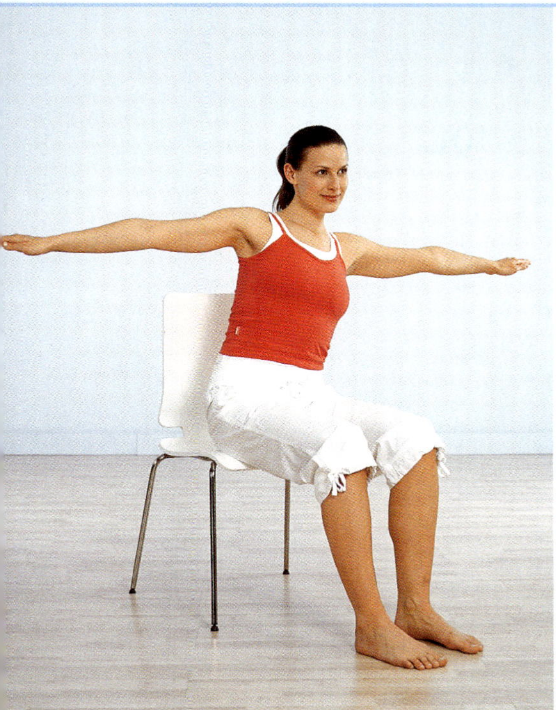

3

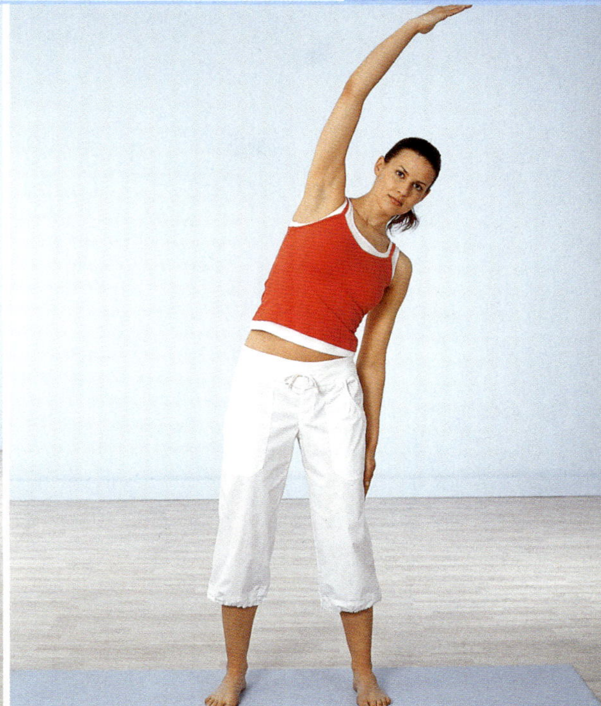

4

Mittelschwere Übung

- Setzen Sie sich aufrecht auf einen Stuhl. Strecken Sie die Arme so zur Seite, dass sie eine Parallele zum Boden bilden. 2
- Führen Sie den Oberkörper langsam zur linken Seite, und zwar so weit, bis Sie einen Dehnungsreiz in der Seite spüren. Bleiben Sie 5 Sekunden in der Position und wechseln Sie dann die Seite. Der Kopf bleibt gerade. 3

8- bis 12-mal wiederholen, dann Seitenwechsel, 2 Sätze.

Wichtig: Die Hüfte darf bei dieser Übung nicht seitlich verdreht werden.

Übung für Fortgeschrittene

- Stellen Sie sich mit schulterbreit geöffneten Beinen aufrecht hin. Die Fußspitzen sind leicht nach außen gedreht, die Arme hängen locker neben dem Körper.
- Strecken Sie den rechten Arm hoch und nach links. Schieben Sie die linke Hand am linken Oberschenkel hinab.
- Halten Sie diese Position 15 bis 20 Sekunden lang. 4

8- bis 12-mal wiederholen, dann Seitenwechsel, 3 Sätze.

Wichtig: Die Hüfte darf bei dieser Übung nicht seitlich verdreht werden.

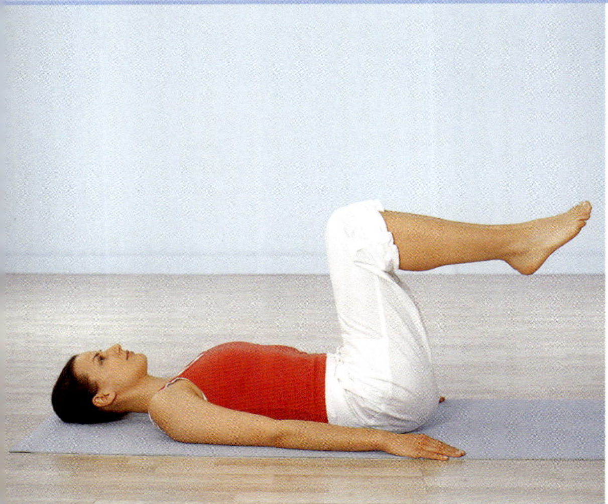

1

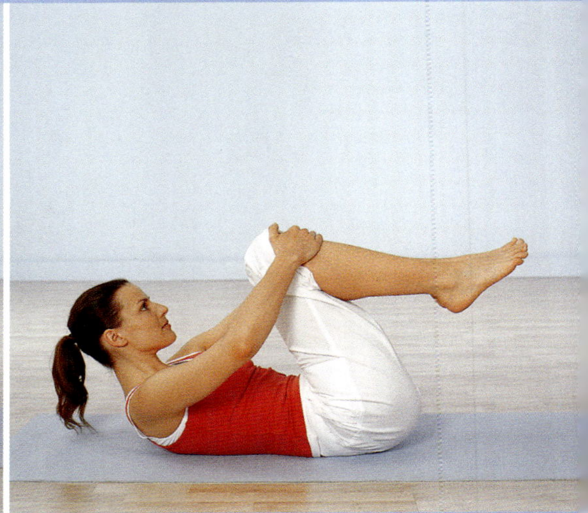

2

Übung 10: Schaukel

Die Schaukel ist eine Dehnübung und macht die Lendenwirbelsäule beweglich. Das ist bei allen Beuge- und Streckbewegungen der Wirbelsäule besonders wichtig. Die einzelnen Wirbelkörper müssen dazu mobil und stabil bleiben.

Leichte Übung

- Legen Sie sich auf den Rücken. Heben und winkeln Sie beide Beine so an, dass die Oberschenkel senkrecht sind und mit den Unterschenkeln einen 90°-Winkel bilden. Die Arme liegen gestreckt neben dem Körper. 1
- Umfassen Sie mit den Händen die Knie und ziehen Sie sie zum Bauch. Heben Sie gleichzeitig Kopf und Schultern vom Boden ab. Es entsteht ein kleines Paket. Schaukeln Sie nun auf dem Rücken leicht vor und zurück. 2

15-mal wiederholen, 2 Sätze.

Mittelschwere Übung

- Legen Sie sich auf den Rücken. Die Beine sind aufgestellt, die Fußsohlen stehen komplett auf dem Boden, und

3

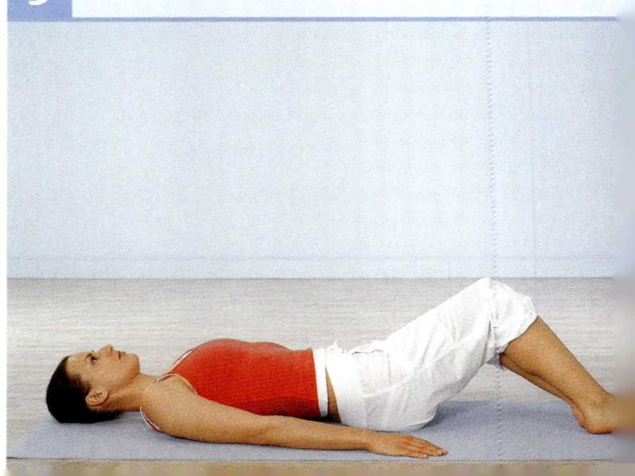

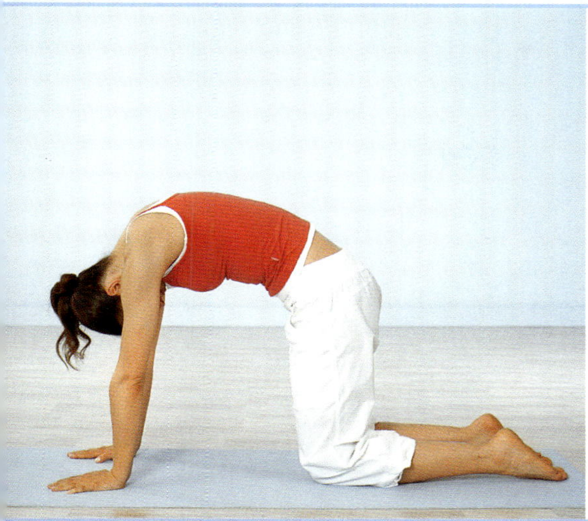

5

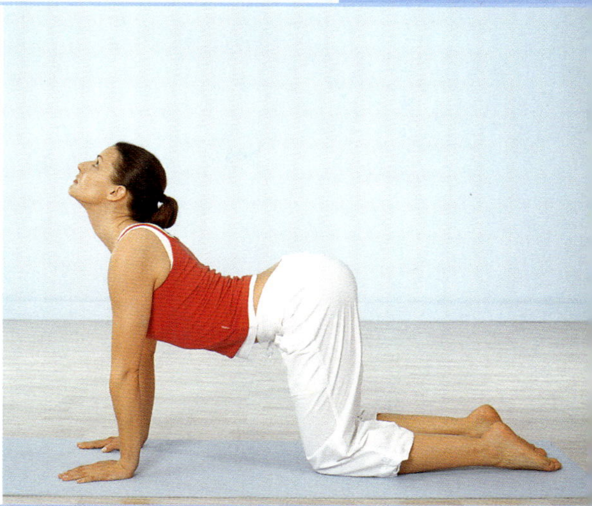

6

die Knie berühren sich. Die Arme liegen seitlich am Körper.

- Bringen Sie die Knie langsam abwechselnd zur linken 3 und zur rechten 4 Seite Richtung Boden, ohne sie jedoch ganz abzulegen.

Wichtig: Achten Sie darauf, dass die Schultern Kontakt zum Boden behalten und der Oberkörper gerade bleibt.

4

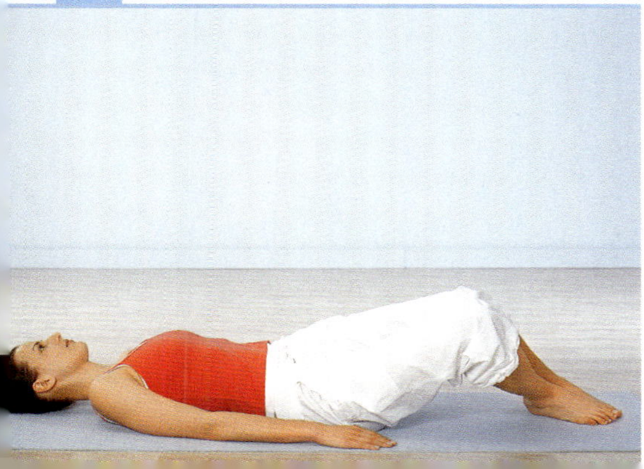

Abwechselnd 10- bis 15-mal wiederholen, 2 Sätze.

Wichtig: Die Übung nur so weit ausführen, wie das Becken vollständig auf dem Boden liegt.

Übung für Fortgeschrittene

- Gehen Sie in den Vierfüßlerstand. Handflächen und Unterschenkel sind etwa hüftbreit auf dem Boden aufgesetzt. Drücken Sie den Rücken weit nach oben (Katzenbuckel). Senken Sie den Kopf so weit nach unten, dass Sie Ihre Beine sehen können. Halten Sie die Position ein paar Sekunden. 5
- Lassen Sie dann den Rücken durchhängen (Pferderücken) und legen Sie den Kopf in den Nacken. 6

Abwechselnd 15-mal in jede Richtung wiederholen, 2 Sätze.

Übung 11: Brustöffner

Der Brustöffner dehnt die Brustmuskulatur. Ist sie entspannt und gedehnt, dann öffnet sie den Brustraum. Das wiederum erleichtert die Atmung und gewährleistet, dass die Wirbelsäule im Brustraum überhaupt rotieren kann. Nur dadurch sind Sie in der Lage, zum Beispiel über die Schulter nach hinten zu schauen.

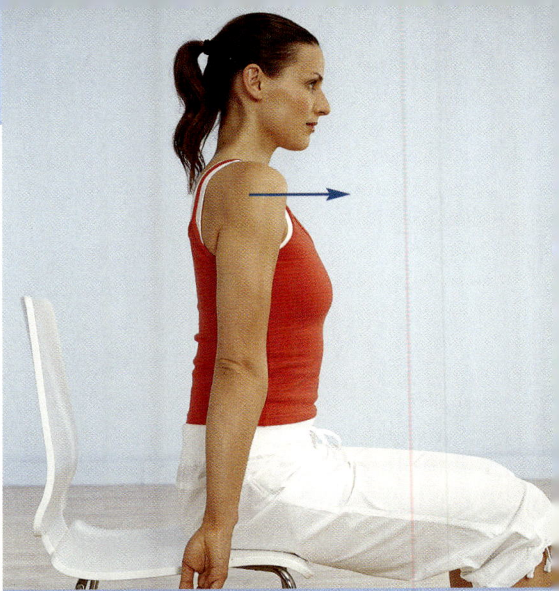

1

Leichte Übung

- Setzen Sie sich auf einen Stuhl, Ihre Füße sind etwa in Hüftbreite vollständig auf dem Boden aufgestellt. Lassen Sie die Arme locker neben dem Körper hängen.
- Führen Sie die Schultern zunächst nach vorn. 1 Dabei darf ein leichter Rundrücken entstehen.
- Führen Sie dann die Schultern zurück, die Schulterblätter nähern sich einander. Strecken Sie dabei die Brust raus. Achten Sie darauf, dass Ihre Schultern unten bleiben. 2

10- bis 15-mal wiederholen, 2 Sätze.

3

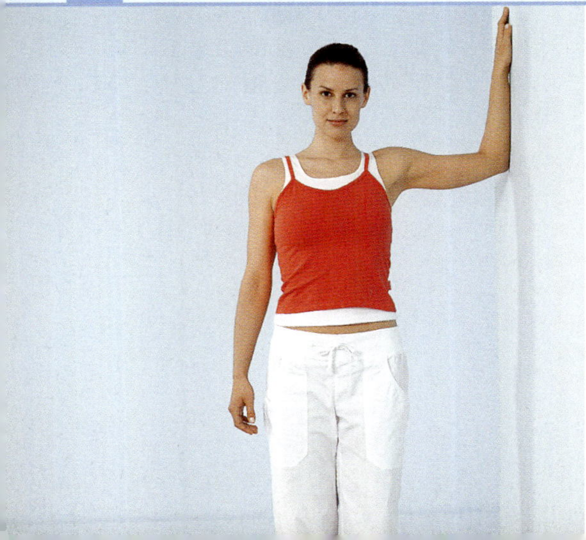

4

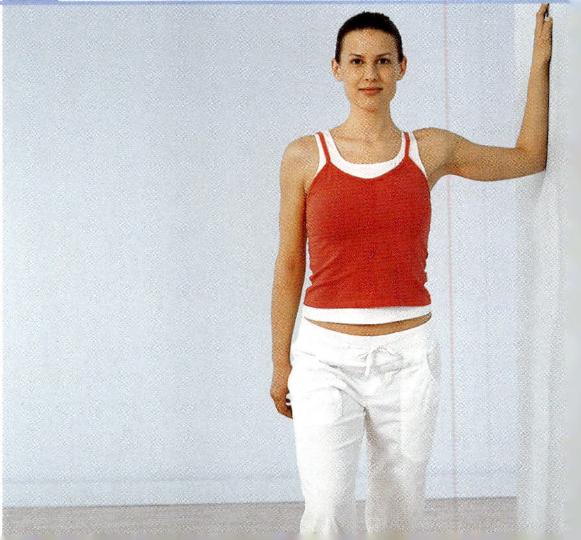

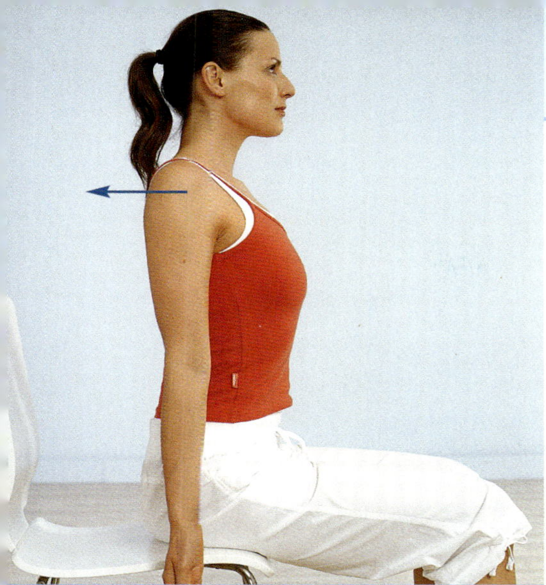

2

Bein nach vorn und halten Sie die Dehnung 10 bis 15 Sekunden. Das linke Bein ist dabei gesteckt, beide Füße bleiben fest auf dem Boden. 4

> Drehen Sie sich zur anderen Seite, um diese ebenfalls zu dehnen.

Pro Seite 3-mal wiederholen.

Mittelschwere Übung

> Stellen Sie sich seitlich so nah an eine Wand, dass Ihr linker Unterarm, den Sie dagegendrücken, senkrecht ist. Der Arm befindet sich hinter Ihrem Rücken, der Ellbogen etwas unterhalb des Schultergelenks. Ihre Füße stehen geschlossen in einer Linie. 3

> Verlagern Sie Ihr Körpergewicht durch einen Ausfallschritt mit dem rechten

Übung für Fortgeschrittene

> Knien Sie sich hin und strecken Sie die Arme so weit vor, dass Sie die Stirn am Boden leicht auflegen können. Der Oberkörper berührt den Boden jedoch nicht. 5

> Wenn Sie ein leichtes Ziehen in der Brustmuskulatur spüren, machen Sie es richtig. Bleiben Sie 10–15 Sekunden in dieser Haltung und lassen Sie den Dehnreiz einwirken.

> Bewegen Sie nun die Arme nach links. Bleiben Sie 10 bis 15 Sekunden in dieser Haltung und schieben Sie dann die Arme nach rechts. 6

Pro Seite 3-mal wiederholen.

5

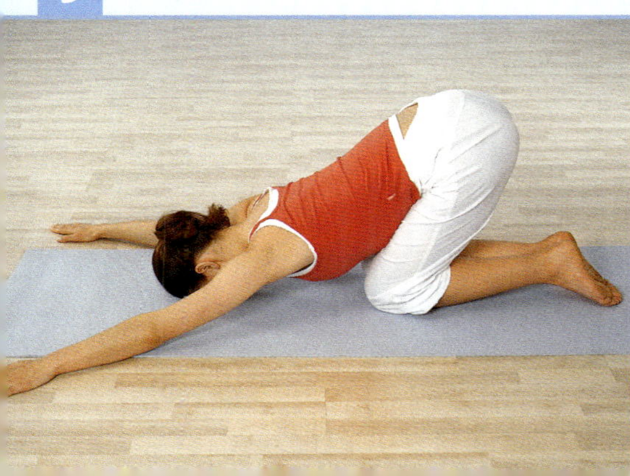

6

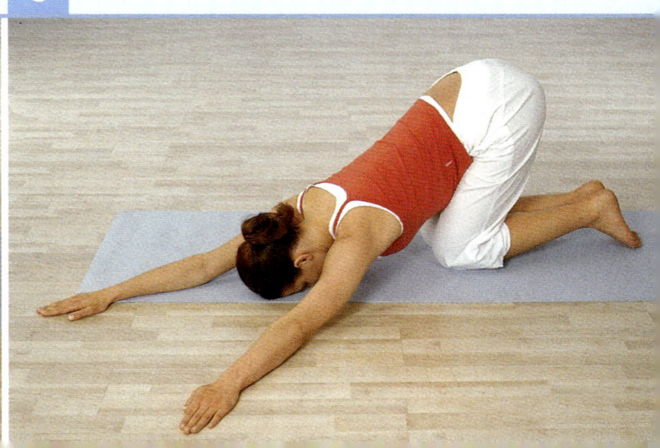

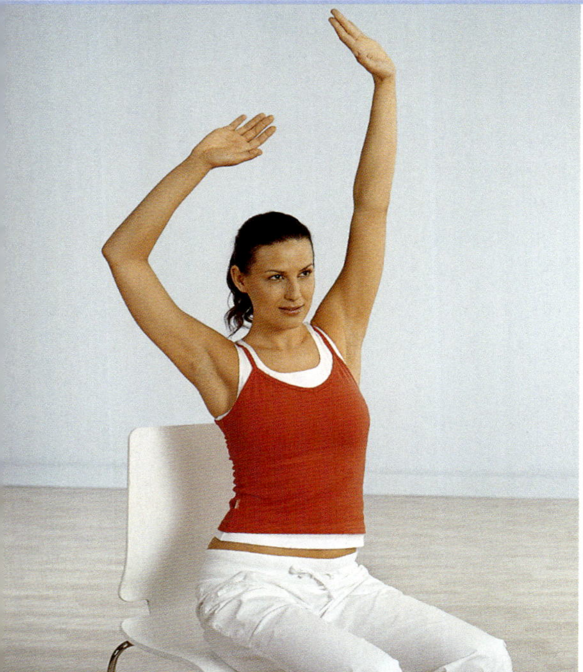

1

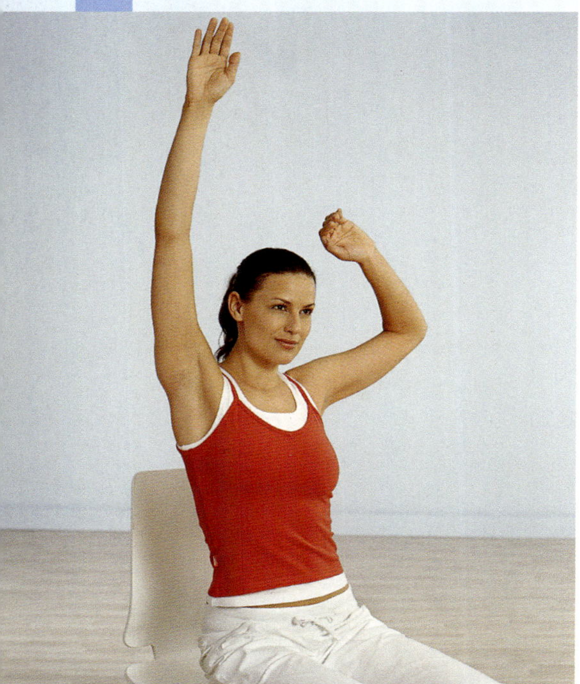

2

Übung 12: Luftschnapper

Diese Übung ist dafür gedacht, die Nacken- und Schultermuskulatur zu dehnen und beweglich zu halten. Besonders im Alltag drücken Belastung und Stress auf die Schultern. Nur eine bewegliche und gedehnte Muskulatur kann sich entspannen und den Anforderungen des Alltags trotzen.

Leichte Übung

- Setzen Sie sich in Ausgangsposition aufrecht auf einen Stuhl. Die Beine sind auf dem Boden aufgestellt.
- Strecken Sie beide Arme abwechselnd zur Decke, als ob Sie Kirschen pflücken wollten. 1 und 2

15- bis 20-mal wiederholen.

Mittelschwere Übung

- Stellen Sie sich aufrecht hin, die Arme hängen locker neben dem Körper.
- Drücken Sie nun die rechte Schulter und die rechte Handfläche aktiv in Richtung Boden. Der Kopf neigt sich dabei aktiv zur linken Seite. Wenn Sie ein Ziehen im rechten Nacken- und Schulterbereich spüren, machen Sie die Übung richtig.
- Halten Sie diese Position 10 bis 15 Sekunden lang. 3

Nacheinander 3-mal pro Seite wiederholen.

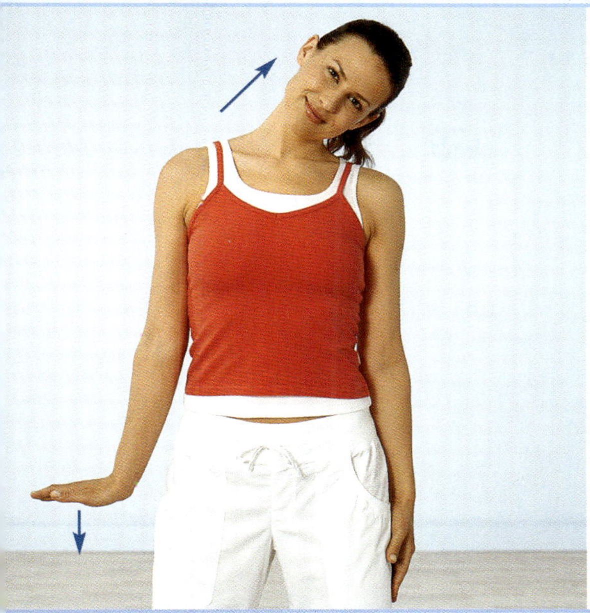

3

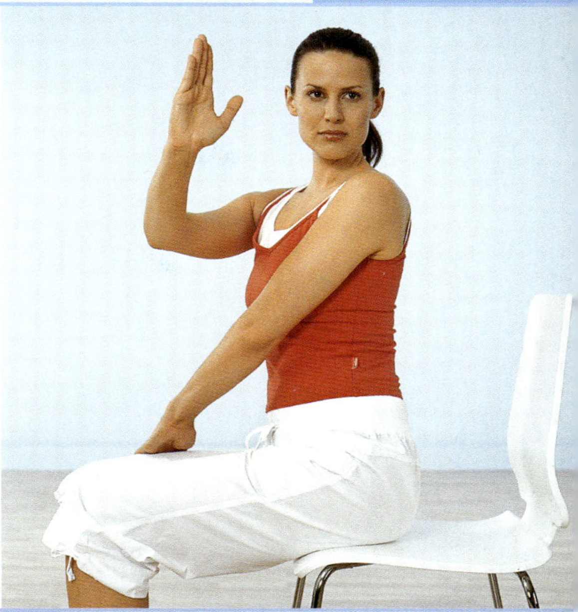

4

Übung für Fortgeschrittene

- Setzen Sie sich aufrecht in Ausgangsposition auf den Stuhl. Die linke Hand liegt auf dem rechten Oberschenkel. Heben Sie den rechten Arm – Unterarm angewinkelt – auf Schulterhöhe. Die Hand zeigt senkrecht zur Decke. 4
- Führen Sie nun den rechten Arm vor der linken Schulter vorbei, den Blick zur rechten Hand gerichtet. Stoppen Sie die Bewegung, sobald Sie ein leichtes Ziehen in der Nacken- und der Schultermuskulatur spüren.
- Halten Sie diese Position 10 bis 15 Sekunden lang. 5

3-mal wiederholen, dann Seitenwechsel.

Wichtig: Das Hüftgelenk stabil halten.

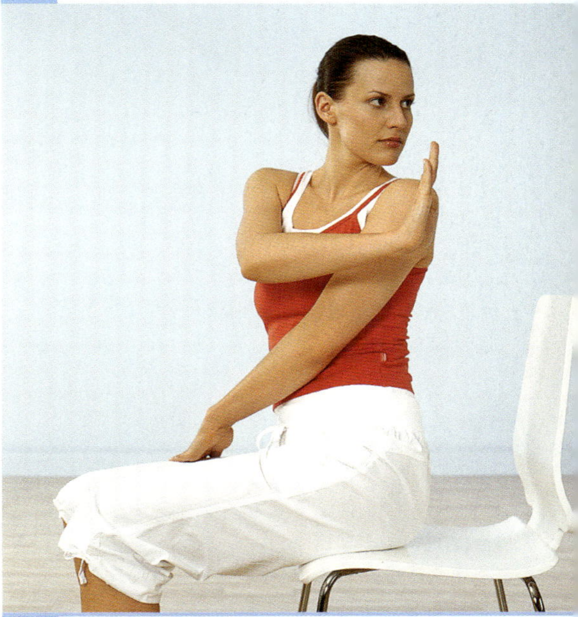

5

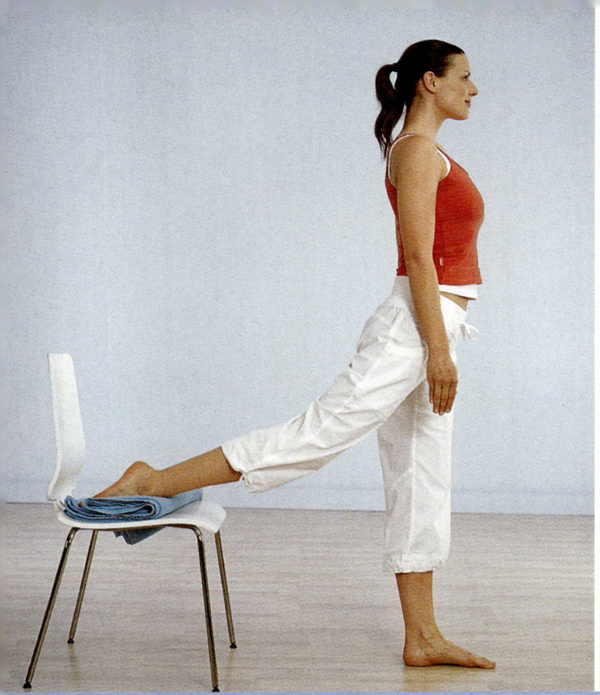
1

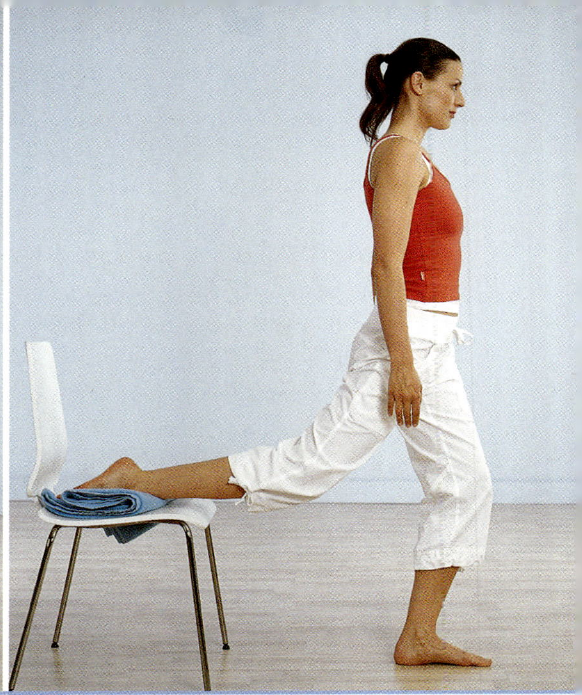
2

Übung 13: Flitzebogen

Der Flitzebogen dehnt die Oberschenkelmuskulatur, die am Becken ansetzt. Bei Anspannung zieht sie das Becken nach vorn und beansprucht somit besonders die Lendenwirbelsäule, weil sie die Lordose in diesem Bereich verstärkt. Eine gedehnte Muskulatur zieht viel weniger an der Wirbelsäule.

Leichte Übung

- Stellen Sie sich locker hin und legen Sie den rechten Fuß auf einen Stuhl. Machen Sie mit dem linken Fuß einen großen Schritt nach vorn. 1
- Schieben Sie nun die rechte Hüfte nach vorn. Das Knie darf nicht über die Fußspitze hinausragen. Der Oberkörper bleibt gerade. Wenn Sie ein leichtes Ziehen in der rechten vorderen Oberschenkelmuskulatur spüren, machen Sie es richtig. 2
- Halten Sie die Dehnung 10 bis 15 Sekunden, wechseln Sie dann das Bein.

Pro Seite 2-mal wiederholen.

Mittelschwere Übung

- Knien Sie sich auf den Boden und halten Sie den Oberkörper aufrecht.
- Stellen Sie das rechte Bein so auf, dass Ober- und Unterschenkel einen 90°-Winkel bilden. Die Hände liegen auf dem rechten Oberschenkel. 3
- Schieben Sie die Hüfte nach vorn, wobei der Oberkörper weiterhin aufrecht

ist. Sie sollten ein leichtes Ziehen in der Vorderseite des linken Oberschenkels spüren. Achten Sie dabei auf eine gerade Körperhaltung. 4

- Halten Sie die Dehnung 10 bis 15 Sekunden und wechseln Sie anschließend die Seite.

Pro Seite einmal wiederholen.

Übung für Fortgeschrittene

- Stellen Sie sich aufrecht hin, die Beine sind leicht gebeugt, und die Arme hängen locker neben dem Körper.
- Winkeln Sie das linke Bein an, umfassen Sie mit der linken Hand den Fuß und ziehen Sie ihn langsam zum Po. Die Knie berühren einander, Bauch und Po sind fest angespannt, und der Rücken ist gerade. 5

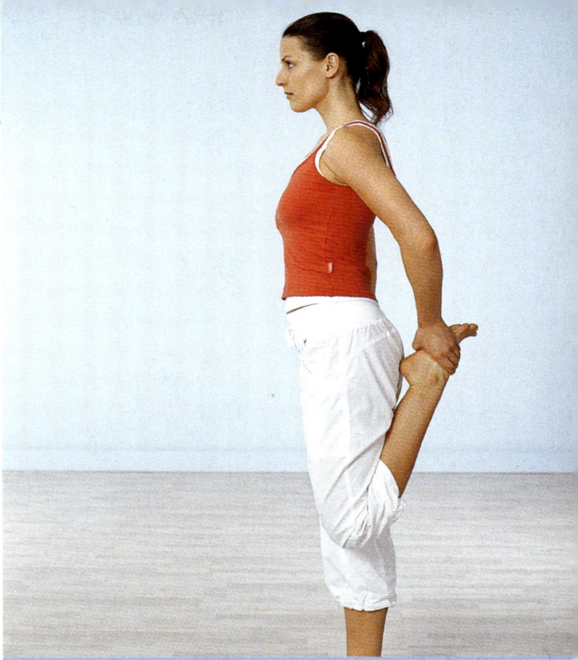

5

- Halten Sie die Dehnung 10 bis 15 Sekunden, dann Seitenwechsel.

Pro Seite 2-mal wiederholen.

3

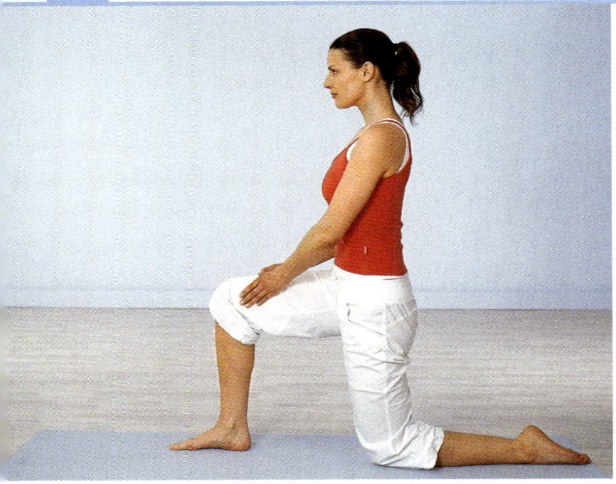

4

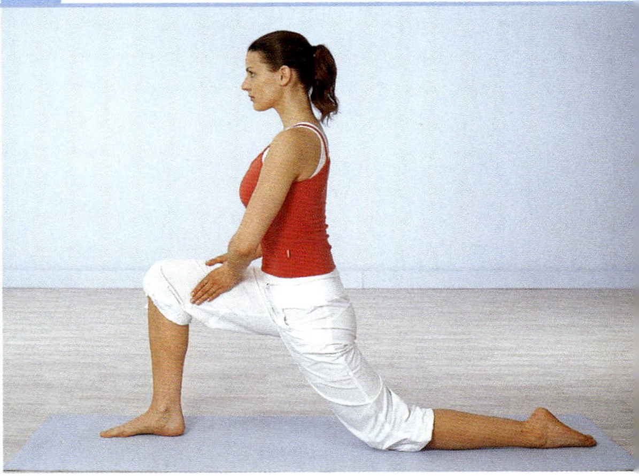

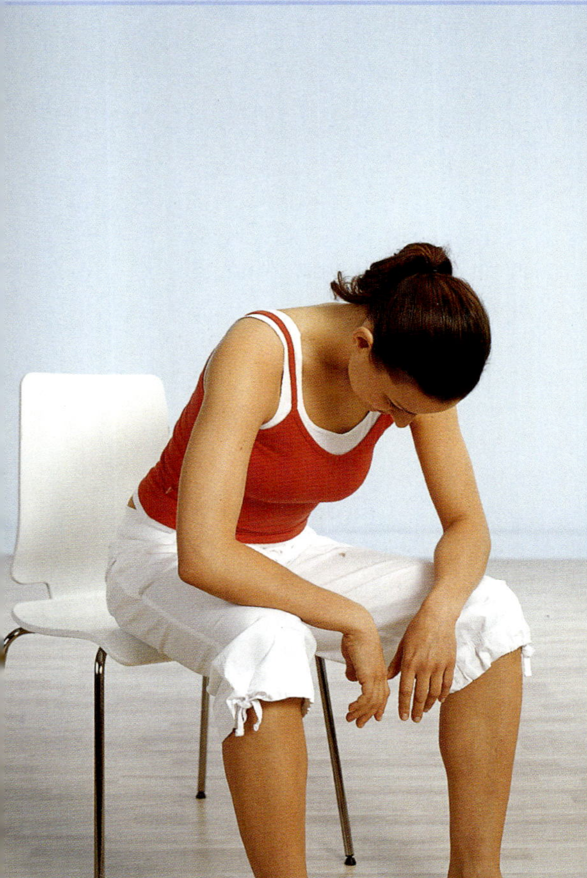

1

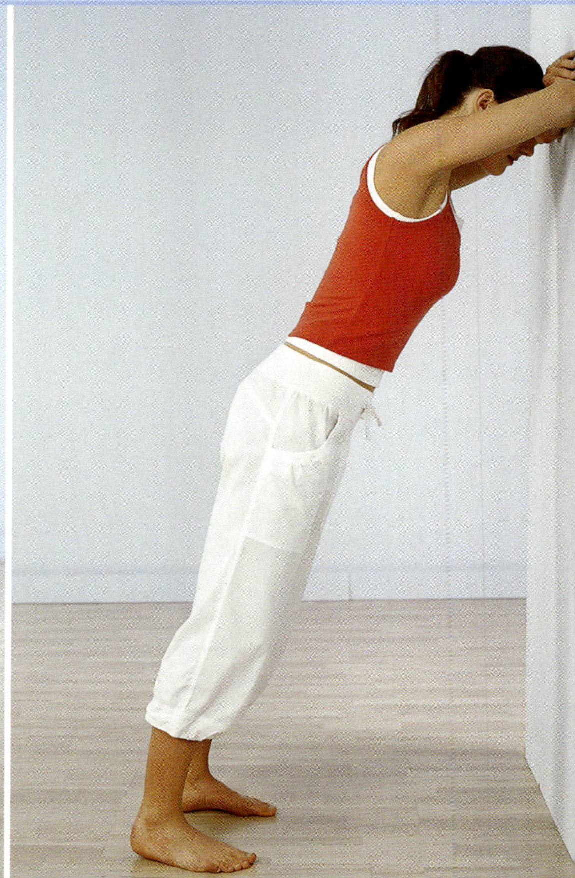

2

Übung 14: Denker

Mit dem Denker sorgen Sie für Entspannung. Übungen zur Entspannung fördern nicht nur die mentale Leistungsfähigkeit. Auch die Muskulatur profitiert erheblich davon, da sie mit Energie versorgt wird und sich regenerieren kann. Wählen Sie je nach Situation Übung A, B oder C.

Übung A

- Setzen Sie sich in Ausgangsposition auf einen Stuhl, die Füße stehen schulterbreit auseinander, die Arme hängen locker neben dem Körper.
- Legen Sie die Unterarme auf den Oberschenkeln ab. Die Hände hängen zwischen den Beinen nach unten. Richten Sie den Blick zum Boden. 1

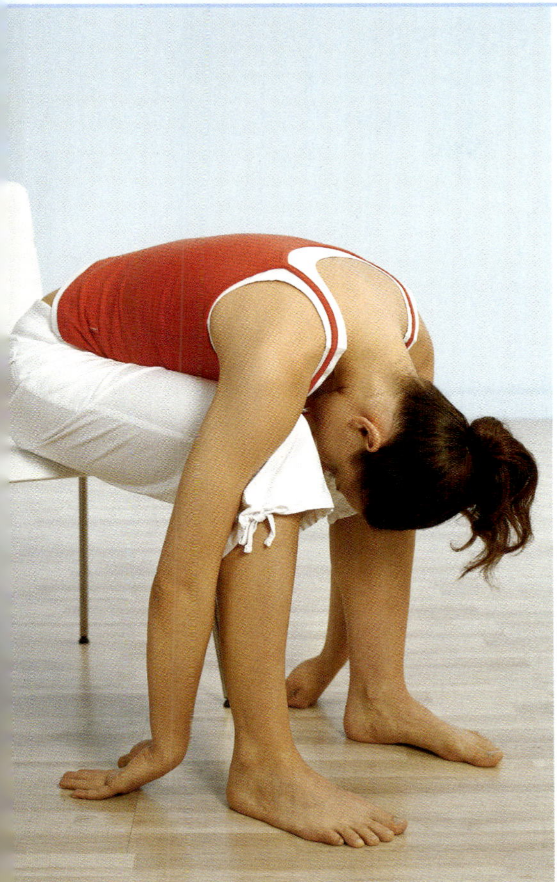

3

- Atmen Sie dabei tief ein und aus und entspannen Sie sich. Atmen Sie bewusst in den Bauch.
- Bleiben Sie 20 bis 30 Sekunden in dieser Position und richten Sie sich dann wieder auf.

Einmal wiederholen.

Übung B

- Stellen Sie sich mit schulterbreit geöffneten Beinen etwa einen Meter von einer Wand entfernt auf. Lassen Sie sich mit dem Oberkörper Richtung Wand »fallen«.
- Stützen Sie die Unterarme oberhalb der Schultern gegen die Wand. Der Kopf ruht auf den Händen. 2
- Atmen Sie dabei tief ein und aus und entspannen Sie sich.
- Halten Sie die Position 20 bis 30 Sekunden und stellen Sie sich dann wieder gerade hin.

Einmal wiederholen.

Übung C

- Setzen Sie sich aufrecht in Ausgangsposition auf einen Stuhl.
- Führen Sie nun den Kopf nach vorn zwischen die Knie. Legen Sie den Oberkörper auf den Schenkeln ab und machen Sie dabei den Rücken so rund wie möglich. Die Arme hängen seitlich neben den Beinen, wobei die Handrücken zum Boden zeigen oder dort aufliegen. 3
- Atmen Sie dabei tief ein und aus und entspannen Sie sich.
- Halten Sie die Position 20 bis 30 Sekunden lang und richten Sie sich dann wieder auf.

3-mal wiederholen.

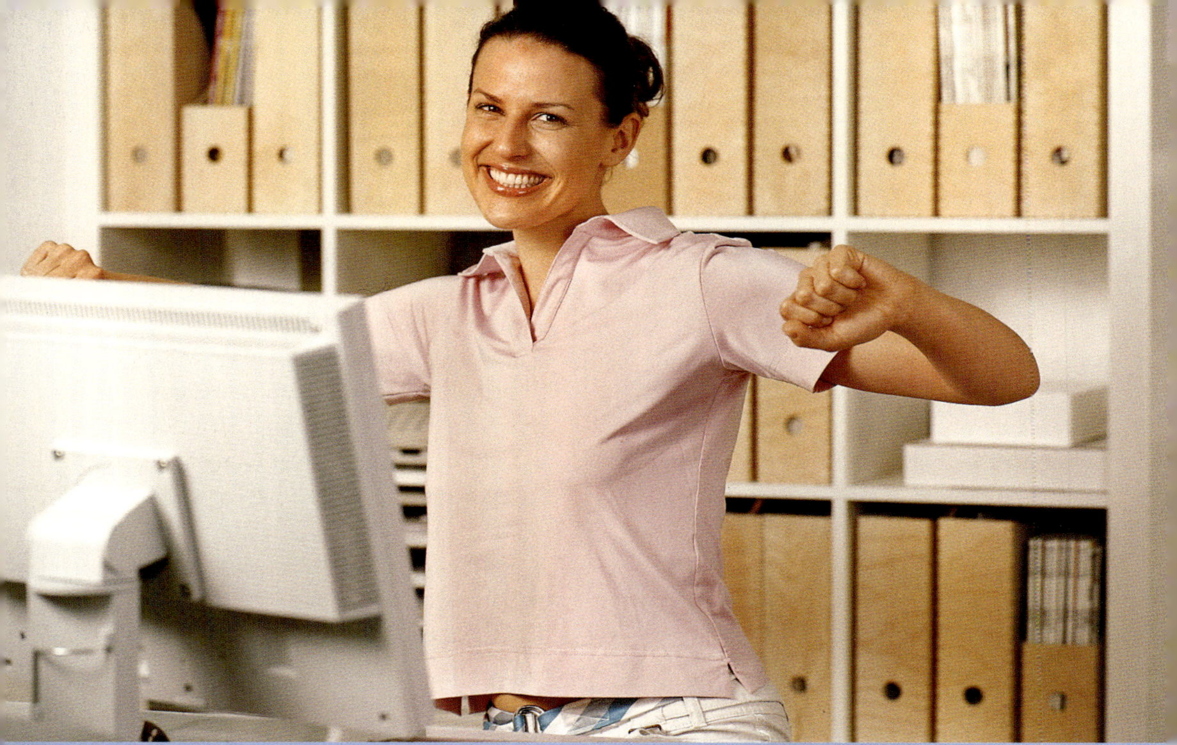

Alltagsprogramme für einen fitten Rücken

Haben Sie schon einmal eine Katze beim Aufwachen gesehen? Sie reckt und streckt sich, rollt hin und her und bewegt ihren Körper ordentlich durch. Kein Wunder, dass sie immer wieder auf ihre Pfoten fällt, ohne Schaden zu nehmen. Nach jeder Ruhephase lechzen ihr Rücken und ihre Muskulatur richtig nach Betätigung und Beanspruchung. Und das sieben Leben lang, die eine Katze haben soll. Machen Sie es doch der Katze nach!

In diesem Kapitel finden Sie verschiedene Übungen aus dem Übungslexikon zu Programmen zusammengestellt. Diese haben je nach Zielsetzung und Anforderung unterschiedliche Inhalte. Suchen Sie sich also das Programm aus, das Ihren Bedürfnissen entspricht. Je nach Situation sollten Sie die Programme von Zeit zu Zeit austauschen. Erst dadurch kommt Ihrem Rücken eine wirkliche Luxus-Betreuung zugute.

Die richtige Belastung

Ab Seite 60 haben Sie 14 Übungen kennen gelernt, die verschiedene Körperzonen trainieren. Sie konnten jeweils unter drei Schwierigkeitsgraden wählen. Die folgenden fünf Alltagsprogramme basieren auf dem leichtesten Level. Damit sollten Sie auch beginnen. Erst wenn Sie alle Übungen des jeweiligen Programms problemlos schaffen, wechseln Sie zum nächsthöheren Level. Tauschen Sie aber nicht nur eine einzelne Übung aus, sondern den ganzen Satz, und behalten Sie die vorgegebene Reihenfolge bei, damit die Balance der Muskeln nicht verloren geht.
Die Alltagsprogramme sind kurz, aber sehr effektiv. Nehmen Sie sich ein paar Minuten Zeit dafür. Zu jeder Übung finden Sie eine oder zwei Abbildungen, den Namen der Übung und die Seitenzahl, damit Sie jederzeit nachschlagen können.

Grundregeln

- Trainieren Sie regelmäßig. Am besten planen Sie Ihr Programm fest in Ihren Terminkalender ein. Direkt nach dem Aufstehen oder abends vor den Nachrichten wäre ein idealer Zeitpunkt.
- Einzelne Übungen können Sie auch gut in den Tagesablauf einbauen, etwa in der Mittagspause am Arbeitsplatz.
- Auf keinen Fall sollten Sie das Training übertreiben und sich überfordern. Das tut Ihrem Körper nicht gut und führt obendrein zu Frust. Ihre guten Vorsätze sind dann bald vergessen.
- Gönnen Sie Ihrem Körper regelmäßige Ruhephasen (Tabelle Seite 47). Tägliches intensives Üben ist und bleibt den Athleten vorbehalten. Nur dehnen und entspannen sollten Sie täglich.
- Machen Sie jede Übung langsam und kontrolliert. Wärmen Sie sich vorher möglichst drei bis fünf Minuten auf.
- Die Übungen dürfen auf keinen Fall schmerzen. Nur in der Muskulatur dürfen Sie ein leichtes Brennen spüren.
- Atmen Sie bei den Übungen regelmäßig, am besten im Rhythmus der Übung.
- Steigern Sie die Belastung anhand Ihrer Trainingsfortschritte sehr vorsichtig und langsam. Sie sollten die leichtere Variante sicher und ohne starke Ermüdung beherrschen, bevor Sie einen Übungssatz auswechseln.

Als festes Ritual eingeplant, fällt das Training leichter.

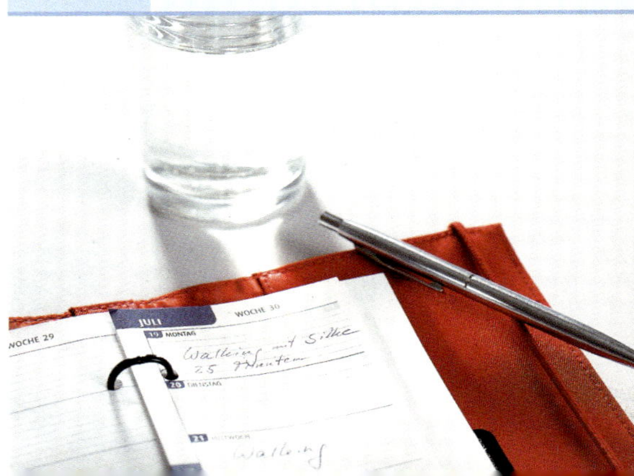

Das Rundum-Sorglos-Paket

Träumen Sie nicht auch von einem Körper, der gestählt und topfit ist? Dem Sie auch einmal eine Last aufbürden können, ohne dass er gleich Probleme bereitet? Dazu könnte das Rundum-Sorglos-Paket verhelfen. Dieses Programm ist eine optimale Pflege Ihrer Wirbelsäule. Mit den acht Übungen lotsen Sie Ihren Rücken gefahrenfrei durch alle Lasten und Belastungen des Alltags. Die wenigen Minuten, die Sie investieren müssen, lohnen sich. Das werden Sie sehr bald mit Freude zur Kenntnis nehmen!

6-Packer rückwärts Seite 68 1

Stahlseil Seite 60 2

Brückenbauer Seite 62 3

Hacker Seite 64 4

Brustöffner Seite 80 und 81 5 und 6

Schaukel Seite 78 7

Windspiel Seite 76 8

Schraube Seite 66 9

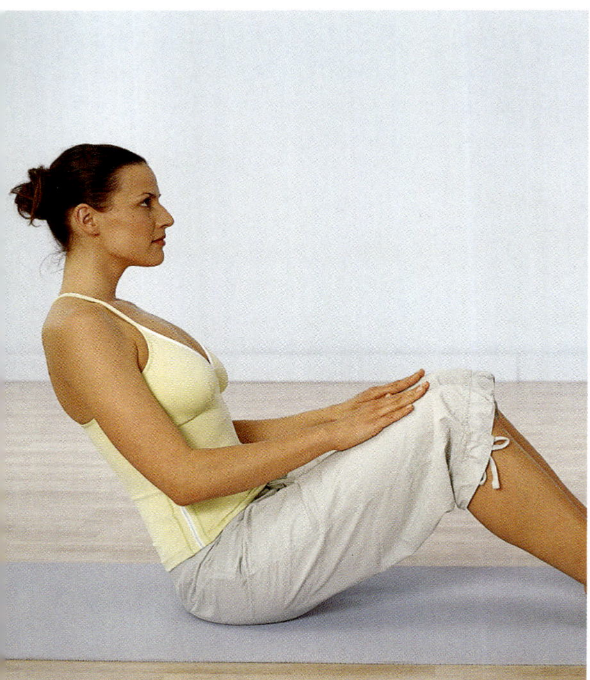

1

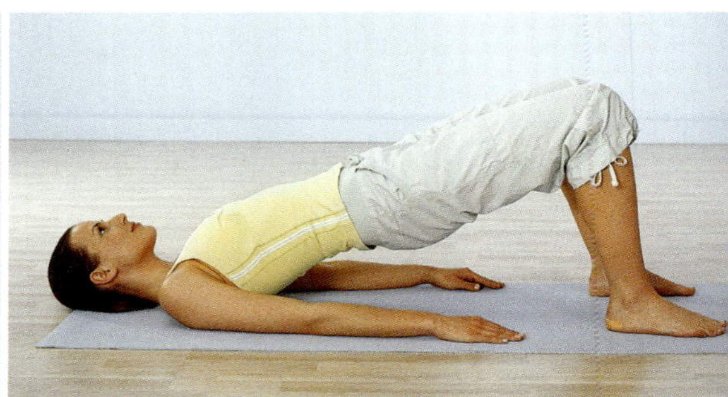

2

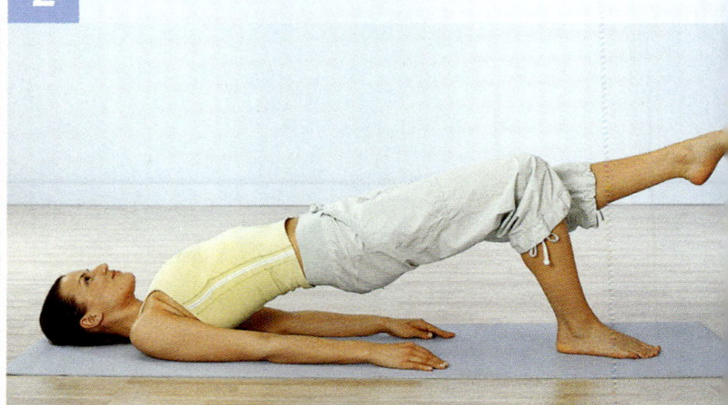

3

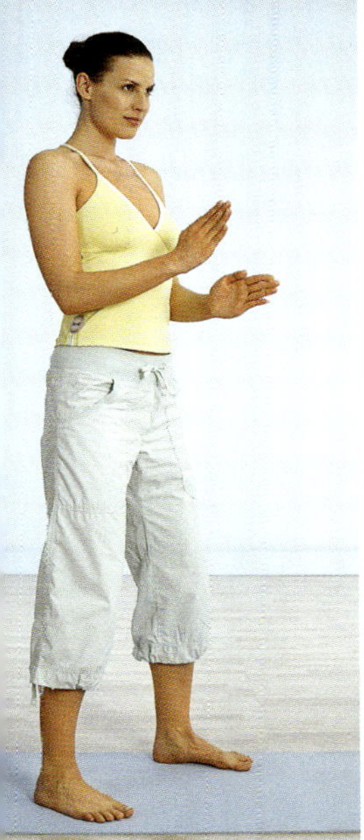

4

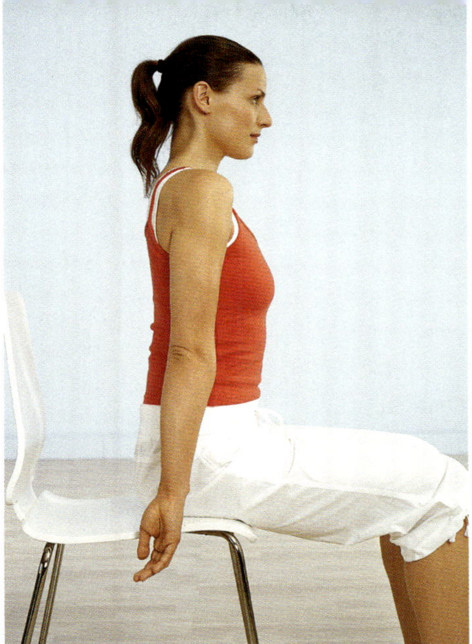

5

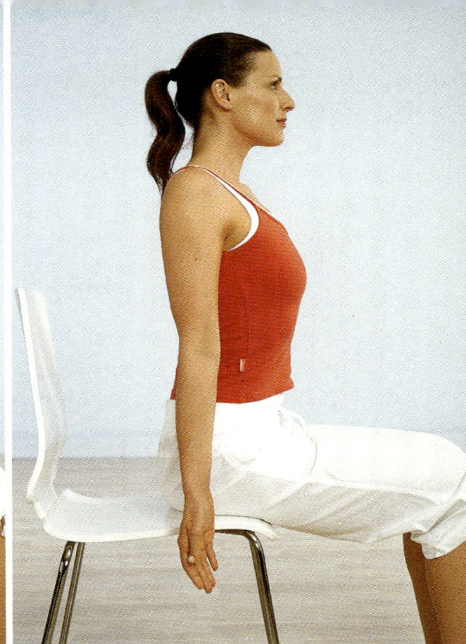

6

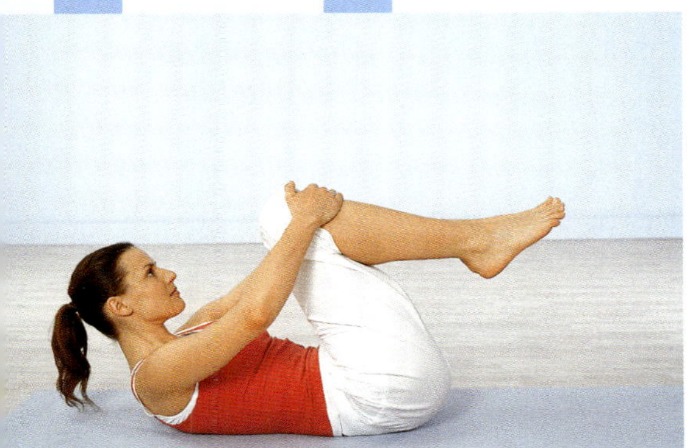

7

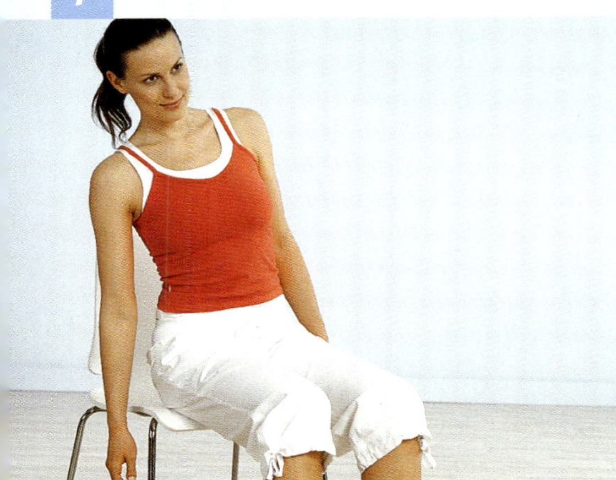

8

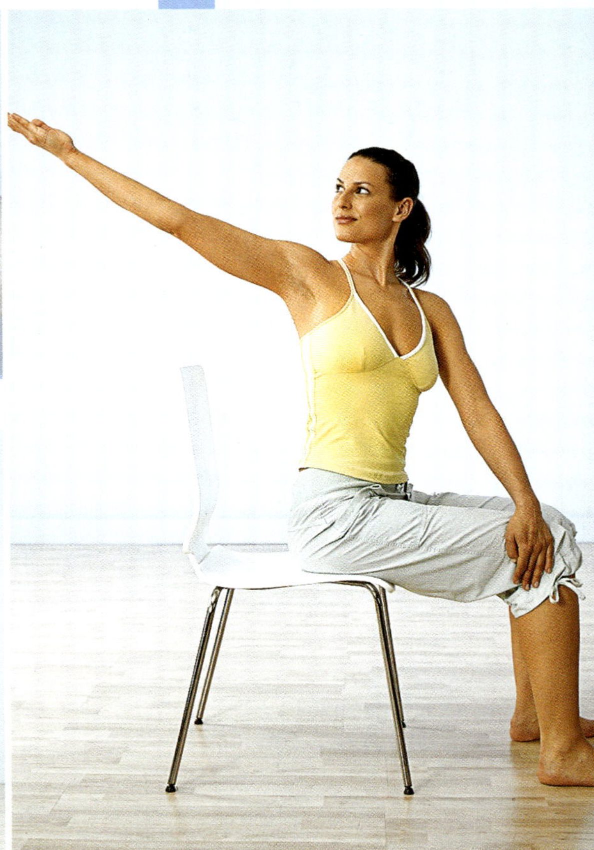

9

Die Sparflamme

Ausreden? Gibt's keine, denn hier kommt die Lösung. Die Sparflamme richtet sich an alle Minimalisten. Das Programm dauert maximal 5 Minuten. Sich schminken dauert erheblich länger, das Kaffeekochen auch. Also ran! Und das morgens im Bett vor dem Aufstehen. Es ist als Frischmacher sicher nicht schlechter als eine Dusche. Selbst diese vier Übungen haben einen riesigen Effekt. Und sie machen Lust auf mehr!

Hingucker Seite 70 1

Brückenbauer Seite 62 2

Windspiel Seite 76 3

Schraube Seite 66 4

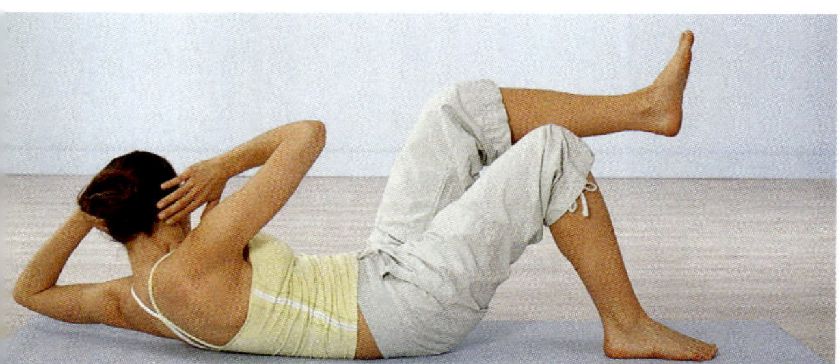

1

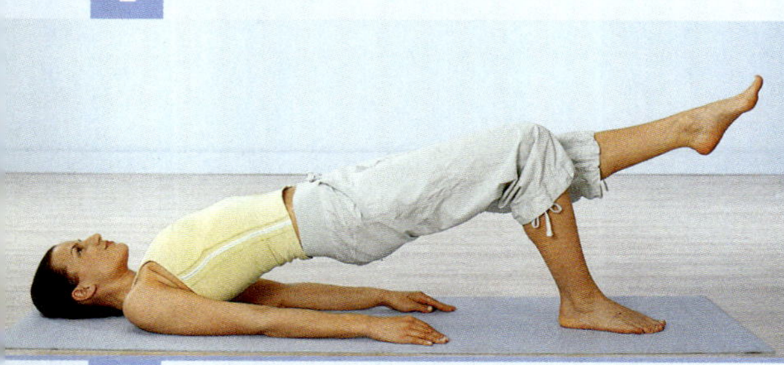

2

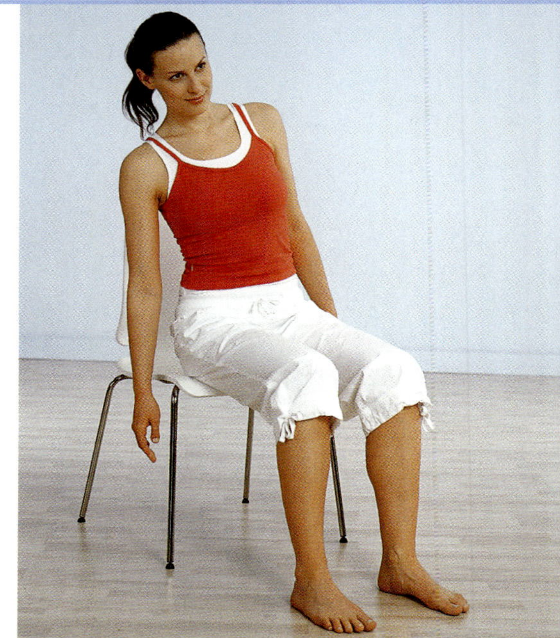

3

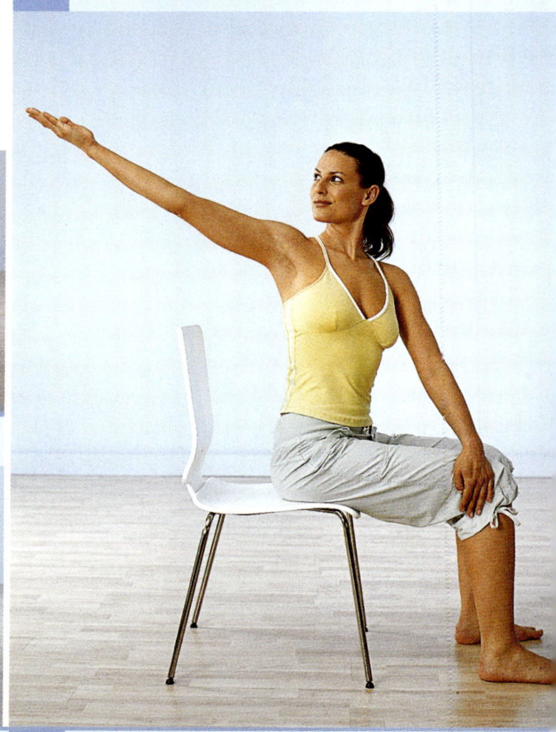

4

Das Arbeits- und Büro-Programm

Das wissen Sie inzwischen: Stundenlanges, unbewegliches Sitzen ist Gift für die Wirbelsäule. Mit diesen Übungen bringen Sie Schwung ins triste Arbeitsleben. Das dankt Ihnen vor allem der so oft belastete Schulter- und Nackenbereich. Statt der Zigarettenpause legen Sie eine kleine Bewegungspause ein. Entspannung, die auch noch Spaß macht! Kopfschmerzen und Verspannungen sind dann kein Thema mehr.

Hacker Seite 64 1

Schulterformer Seite 72 2 und 3

Windspiel Seite 76 4

Brustöffner Seite 80 und 81 5 und 6

Denker Seite 86 7

Schraube Seite 66 8

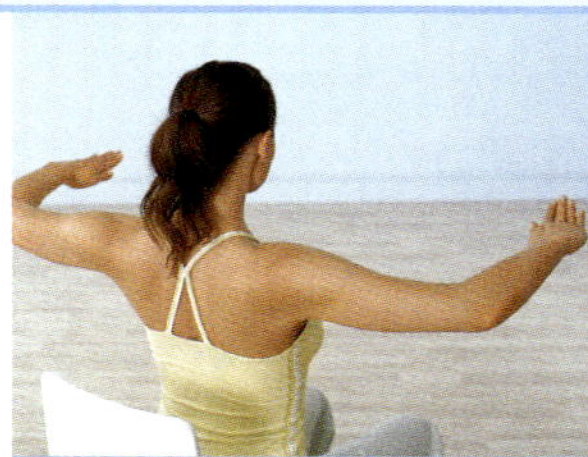

2

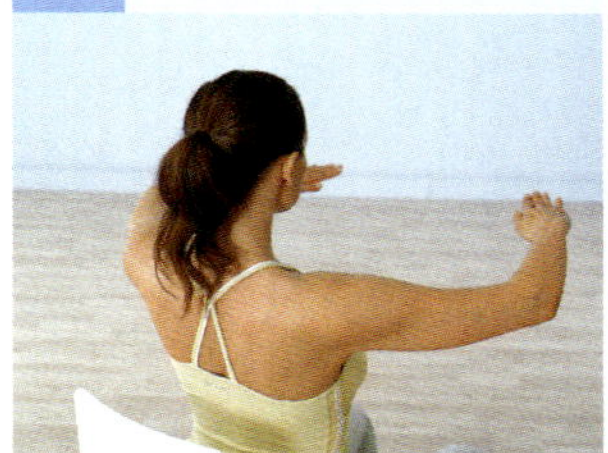

3

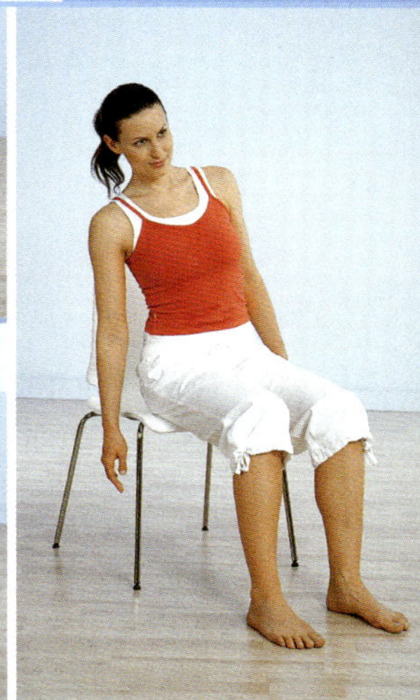

4

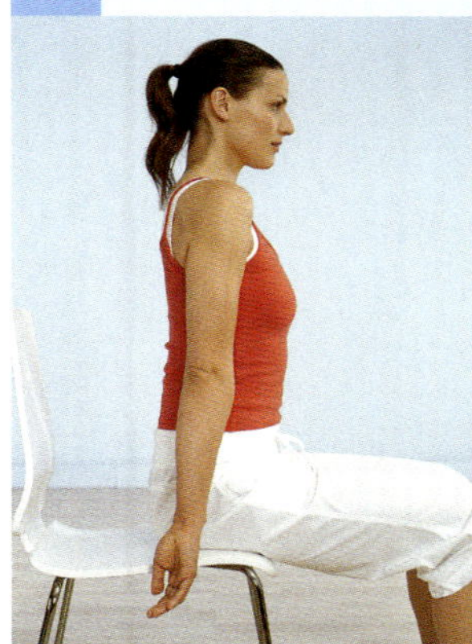

5

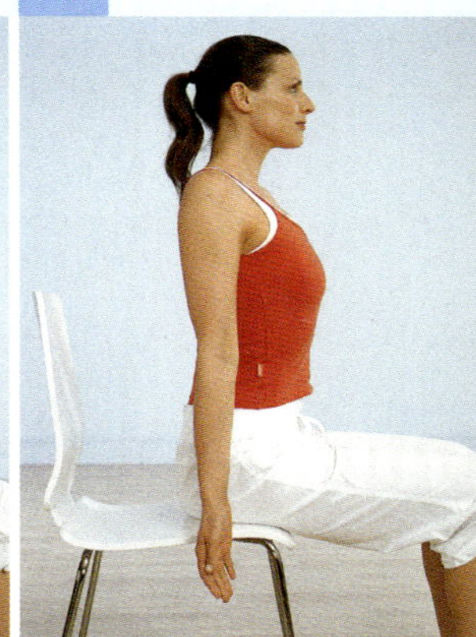

6

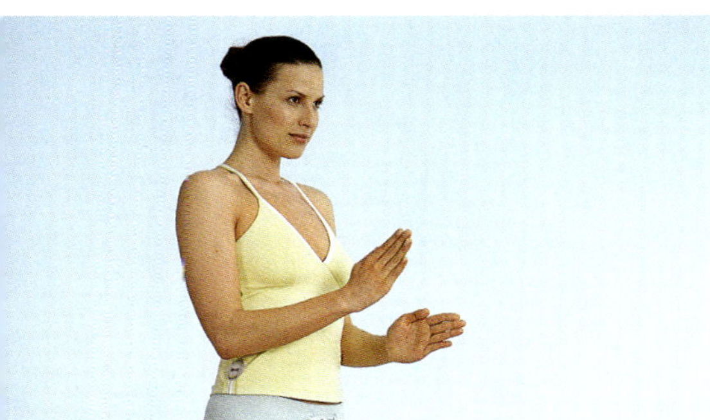

1

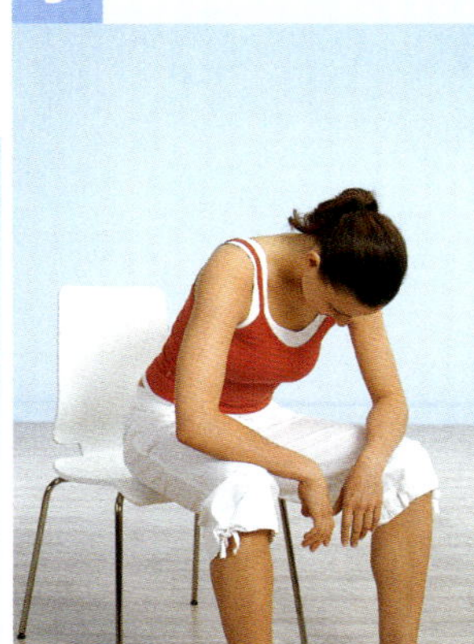

7

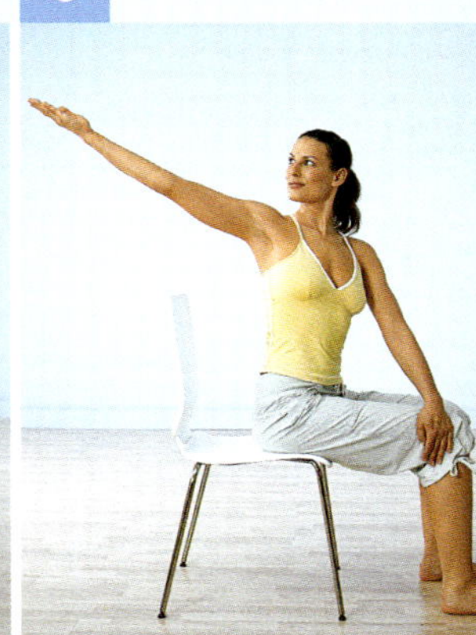

8

Das Autofahrer-Programm

Eine Stunde Auto fahren, und die Wirbelsäule »liegt im Koma«. Wecken Sie sie wieder auf, indem Sie sich mindestens alle zwei Stunden eine kurze Pause gönnen. An Rastplätzen sollten Sie nicht nur tanken oder essen, sondern Sie sollten sich auch bewegen. Das sieht blöd aus? Macht nichts! Was kümmern Sie die anderen. Sie bekommen auf jeden Fall keine Rückenschmerzen und sind taufrisch. Und die anderen …

Hacker Seite 64 1

Porunder Seite 74 2

Flitzebogen Seite 84 3

Luftschnapper Seite 82 4

Schraube Seite 66 5

Denker Seite 86 6

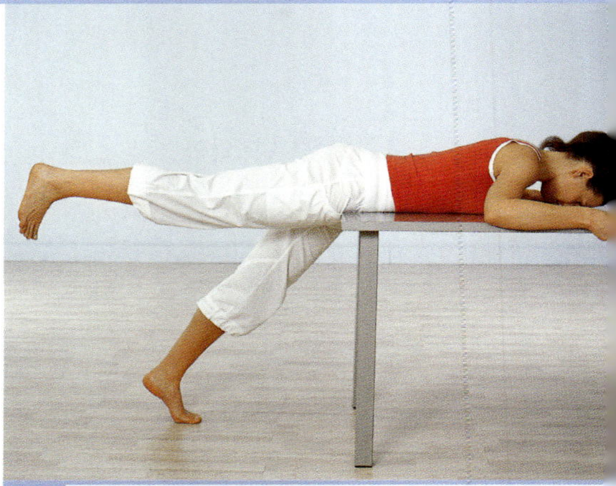

2

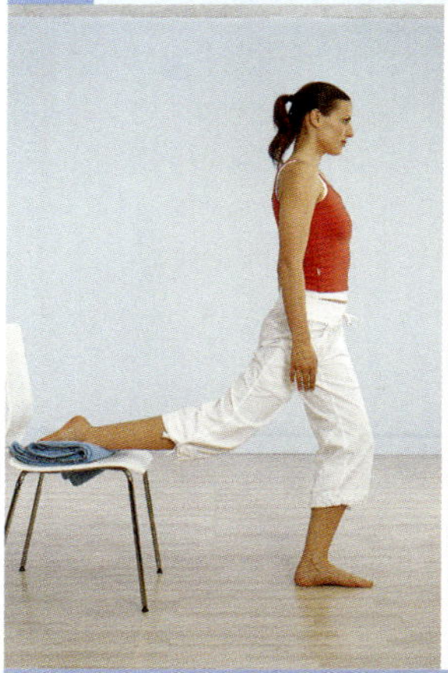

3

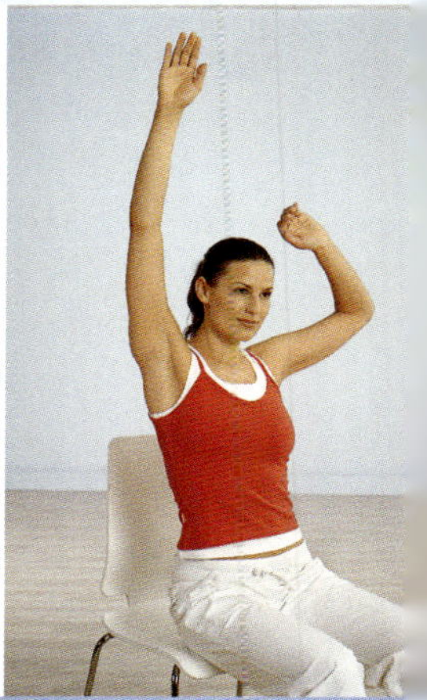

4

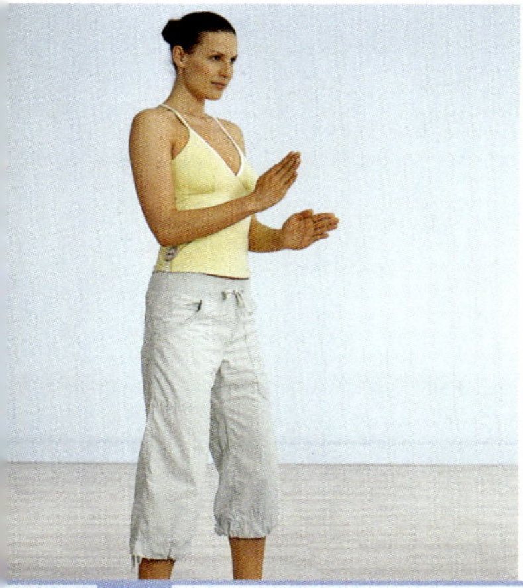

1

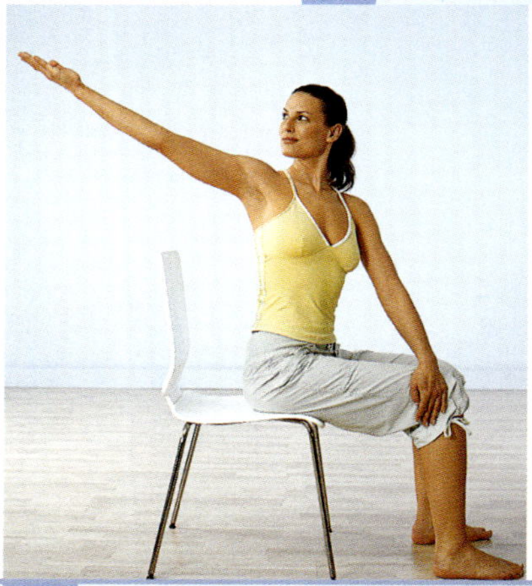

5

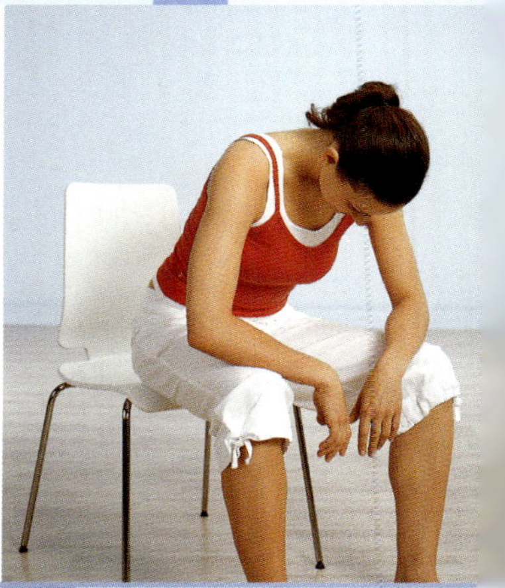

6

Das Anti-Stress-Programm

Das war wieder mal ein Tag! Eine fürchterliche Besprechung, kaum einzuhaltende Terminvorgaben, der Chef besonders schlecht gelaunt. Da kommt auch der Rücken nicht ungeschoren davon. Die Wirbelsäule ist sogar sehr empfänglich (und empfindlich), und erst die Muskeln … Geben Sie dem Stress keine Chance! Nutzen Sie kleinste Pausen und entspannen Sie. Das Anti-Stress-Programm lässt sich gut mit einer Atemübung (Seite 108) ergänzen. Richtiges und tiefes Atmen hilft entspannen. Also los!

Brückenbauer Seite 62 1

Schulterformer Seite 72 2 und 3

Denker Seite 86 4

Schaukel Seite 78 5

Luftschnapper Seite 82 6

Schraube Seite 66 7

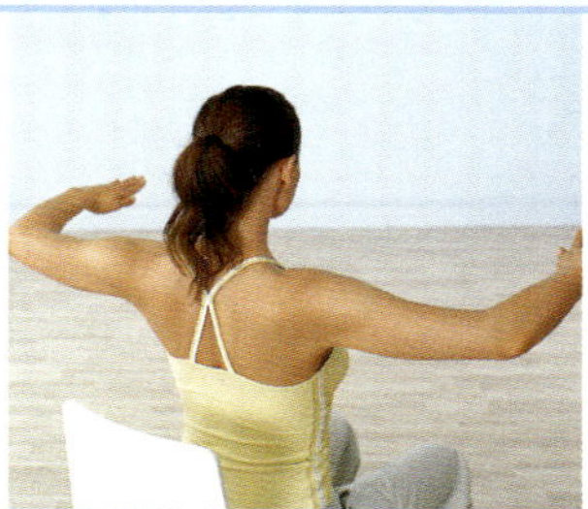

2

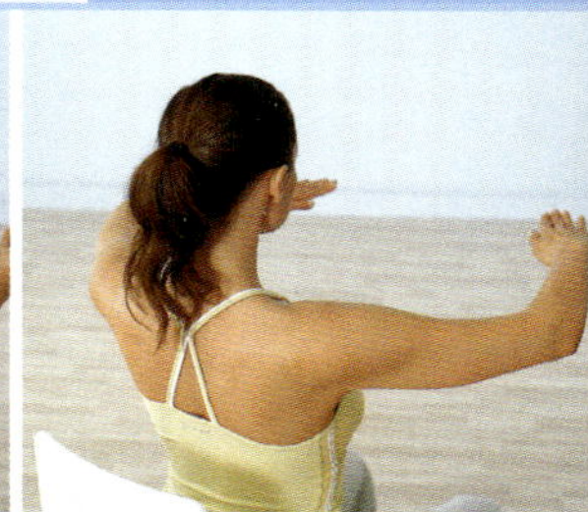

3

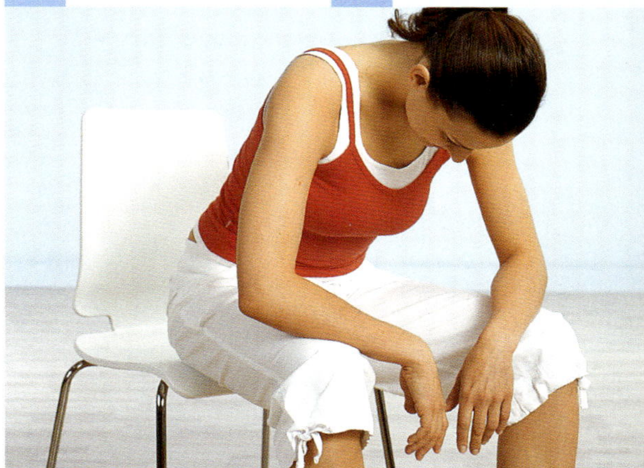

4

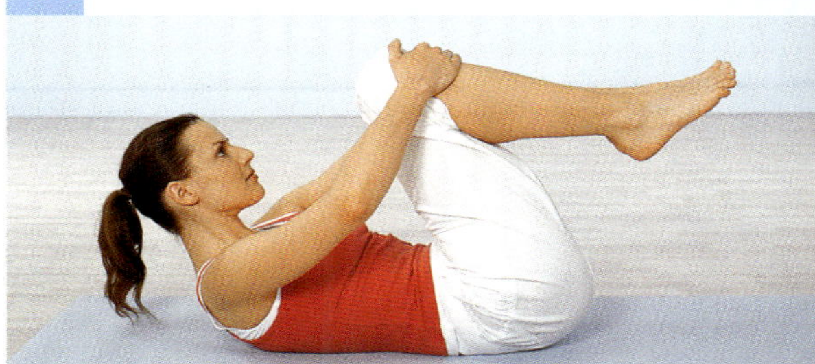

5

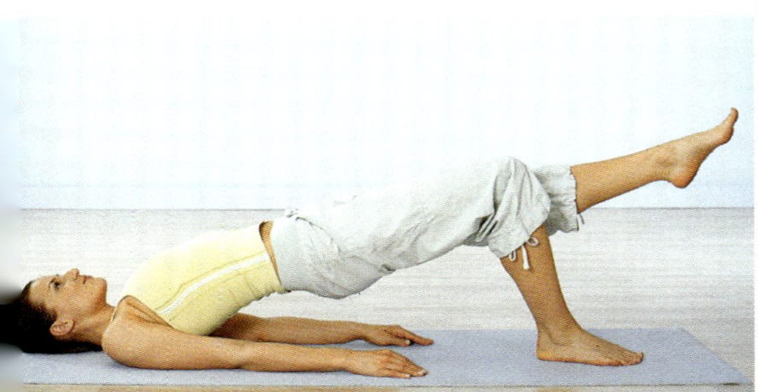

1

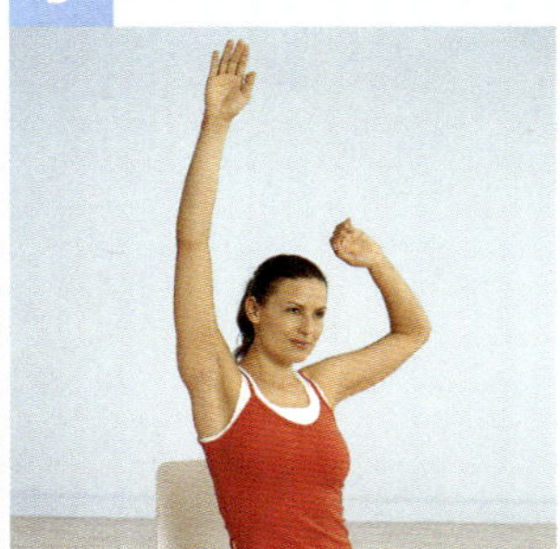

6

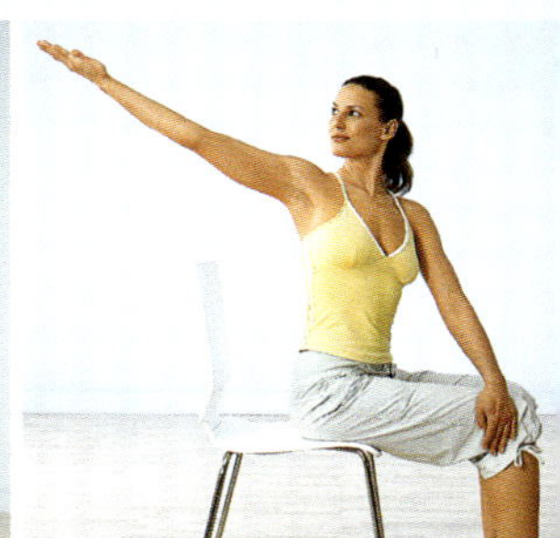

7

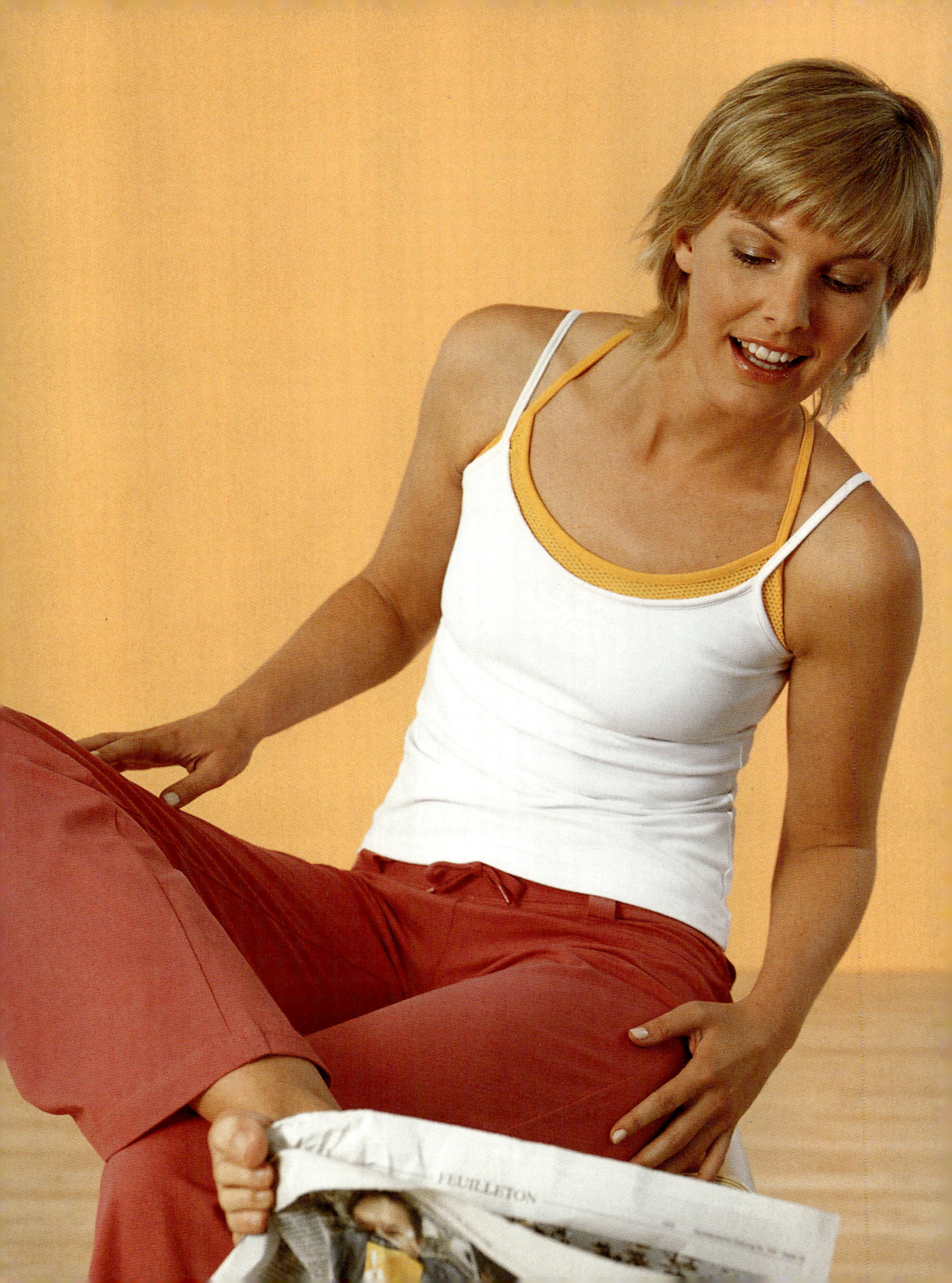
FEUILLETON

Fit in allen Lebenslagen

Ein gesunder und fitter Rücken kann sich nur entwickeln, wenn sich Belastung und Entlastung die Waage halten. Deshalb handelt dieses Kapitel vom dritten Baustein Ihrer »Rückenapotheke«, der Entlastung. Verstehen Sie das nicht als träges Nichtstun. Entlastung bedeutet zwar Entspannung, aber bitte aktiv! Beispielsweise mit kleinen Ritualen oder einer der klassischen Entspannungsmethoden. Lernen Sie vor allem, in sich hineinzuhorchen.

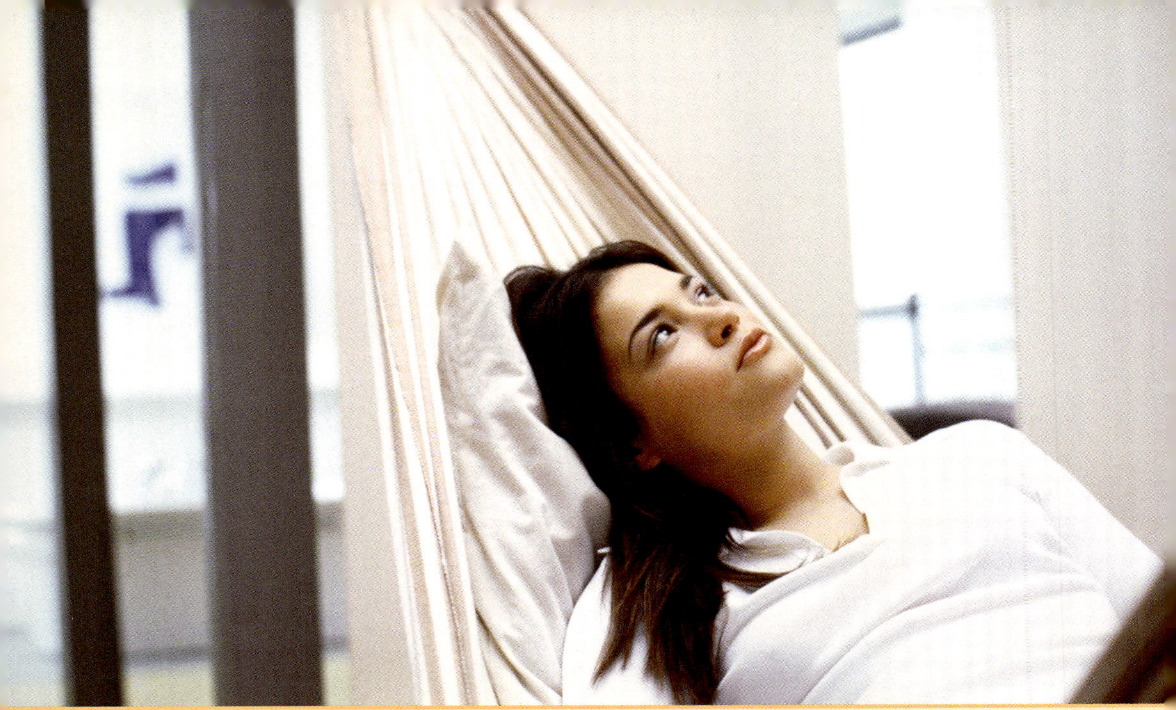

Wahrnehmungstraining – etwas Neues

Sehr treffend ist ein Ausspruch von Professor Dietrich Grönemeyer: »Die meisten Menschen haben das Gefühl für ihren Rücken verloren, sonst würden sie nicht so rücksichtslos mit ihm umgehen.« Die Sensibilität für den Rücken und seine Reaktionen ist den meisten Menschen tatsächlich irgendwie abhanden gekommen. Zum Glück lässt sich die verloren gegangene Fähigkeit recht schnell wieder erlernen. In diesem Kapitel erfahren Sie, wie Sie Ihre Wahrnehmung entsprechend trainieren können. Dazu müssen Sie in eine vielleicht bisher fremde Dimension Ihrer Wahrnehmungsfähigkeit eintauchen. Augen, Ohren und Nase spielen dabei keine Rolle. Andere Sinneseindrücke und Überlegungen rücken in den Mittelpunkt: beispielsweise die Körperhaltung und die Frage, wie man sie optimieren kann. Außerdem Bewegungen und das, was sie im Körper auslösen.
Machen Sie eine Reise ins Innere Ihres Körpers, Ihrem Rücken zuliebe.

Werden Sie sich Ihrer Haltung bewusst

Verliebten sieht man ihr Glück schon an der Körperhaltung an – sie gehen aufrecht und wirken dadurch größer. Dagegen drücken Trauer und Kummer wie eine schwere Last auf die Schultern. Ein trauriger Mensch geht meistens gebückt durch die Gegend. Dies ändert sich umgehend, wenn die negative Stimmung sich bessert.
Doch es gibt auch Körperhaltungen, die nicht Ausdruck von gegenwärtigen Emotionen sind, sondern sich schleichend im Alltag entwickeln. Dazu gehört das unkontrollierte Sitzen am Schreibtisch oder am Computer. In den meisten Fällen ist eine schwache oder verspannte Muskulatur für die schlechte Körperhaltung verantwortlich. Gerade eine schlechte Haltung aber ist gar nicht so selten Ursache für vielerlei Rückenbeschwerden. Vielleicht ist das auch bei Ihnen der Fall. Dann sollten Sie Ihr Bewusstsein schärfen, um Ihre Haltung wirkungsvoll zu verbessern. Lernen Sie gleich ein paar einfache und schnelle Möglichkeiten kennen – oft der erste Schritt zu einem gesunden Rücken. Kontrollieren Sie sich im Alltag immer wieder. Besonders wichtig ist neben einer entspannten Muskulatur die Symmetrie der Statik. Seitliche Unterschiede und Abweichungen sind Warnsignale, die Sie dringend beachten sollten.

Symmetrie entlastet

Mehr als 80 Prozent der Menschen sind nicht symmetrisch gebaut. Sie alle sind dadurch einem größeren Risiko für Rückenbeschwerden ausgesetzt.
Der folgende Zwei-Waagen-Test sagt Ihnen, ob Sie gefährdet sind. Und Sie erfahren, ob Sie beide Beine gleich belasten.

Zwei-Waagen-Test

- Stellen Sie zwei Waagen direkt nebeneinander. Gehen Sie mit jeweils einem Fuß in die Mitte einer Waage.
- Kontrollieren Sie das jeweilige Gewicht. Die Ergebnisse sollten nahezu identisch sein. Eine Differenz von mehr als einem Kilogramm bedeutet, dass Sie Ihr Körpergewicht nicht richtig auf beide Beine verteilen. Dadurch beanspruchen Sie Ihren Rücken einseitig. Das sollten Sie dringend ändern.

TIPP

KEINE GEKREUZTEN BEINE

Schlagen Sie beim Sitzen die Beine möglichst nicht übereinander.
Auf Dauer kann sich dadurch ein Schiefstand des Beckens entwickeln. Das verändert die gesamte Statik der Wirbelsäule.

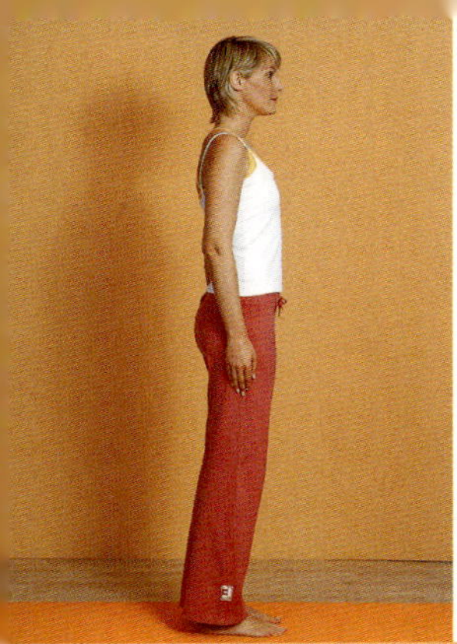

1 Gut

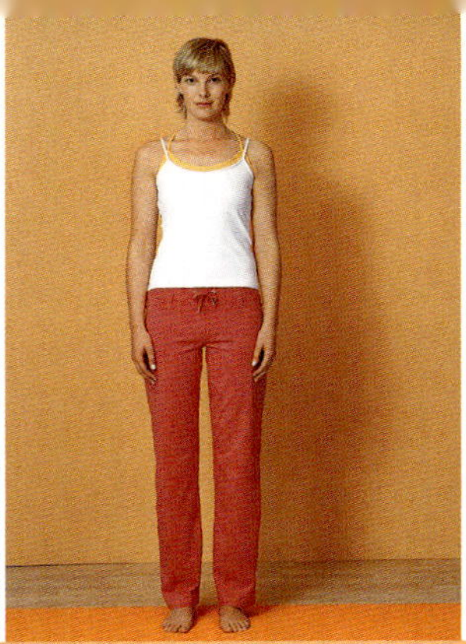

2 Gut

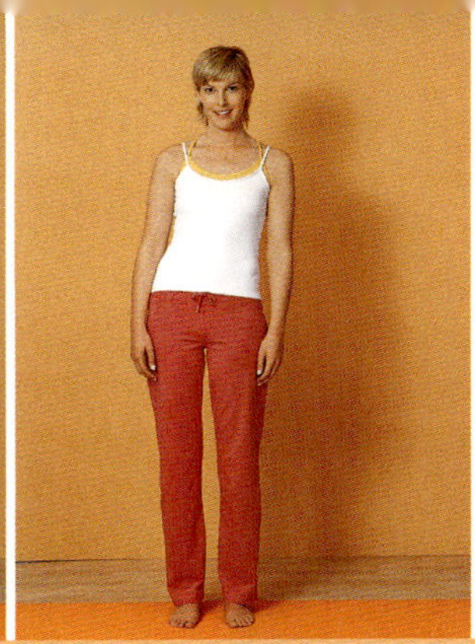

3 Schlecht

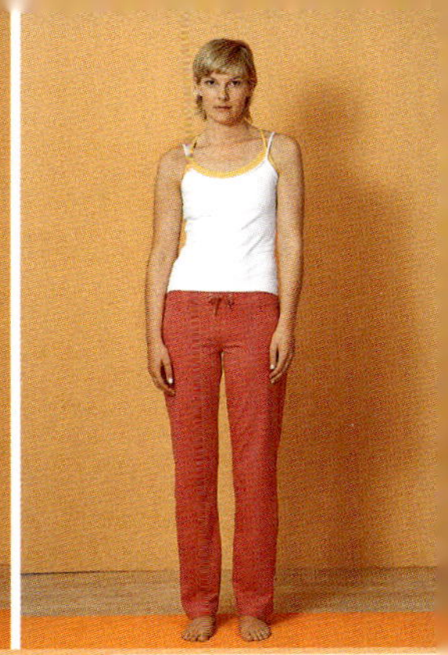

4 Schlecht

Der Blick in den Spiegel verrät es

Am besten stellen Sie sich möglichst nackt vor einen Spiegel, in dem Sie sich ganz sehen können. Betrachten Sie sich sowohl von der Seite als auch von vorn. Überprüfen Sie von unten nach oben:

- Tragen beide Beine gleich viel Körpergewicht?
- Liegen die Hände auf gleicher Höhe am Körper?
- Sind beide Beckenknochen gleich hoch?
- Sind beide Schultern gleich hoch?
- Steht der Kopf genau in der Mitte?

Wenn Sie alle Fragen mit »Ja« beantwortet haben, dann stehen Sie gerade und richtig (Abbildungen 1 und 2). Ihr Becken ist aufgerichtet. Die Schultern liegen in einer geraden Linie, der Kopf ist in entspannter Mittelstellung.
Sollten Sie aber eine Fehlhaltung bemerkt haben (Abbildungen 3 und 4), müssen Sie daran arbeiten. Machen Sie sich groß! Sie sind sich Ihres Körpers bewusst, und das darf jeder sehen.

Spüren Sie Ihren Bewegungen nach

Der erste Schritt wäre gemacht! Doch jetzt wird es etwas schwieriger. Denn Bewegungen lassen Eindrücke oder Empfindungen »verschwinden«. Durch Änderungen der Muskelanspannungen und der Stellung der Gelenke während der Bewegung erhalten wir ständig neue Informationen aus dem Körper. Diese immer wieder neuen Informationen erschweren es, die Wahrnehmung und das Bewusstsein auf einen Punkt zu konzentrieren. Aber auch das ist zu erlernen. Durch Training wird es Ihnen bald möglich sein, die Signale Ihres Rückens nicht nur in Ruhephasen zu verstehen, sondern auch in jenen Situationen, in denen der Rücken aktiv ist. Wie zum Beispiel beim Anheben von Gegenständen, beim Tragen von leichten und schweren Lasten und selbst beim Sporttreiben.
Mit den nun folgenden kleinen Aufgaben lernen Sie Ihren Rücken in Bewegung am schnellsten kennen.

Zahnrad

Mit dieser Übung erspüren Sie Ihre Körpermitte, Ihre Wirbelsäule ist dann im Lot.

- Setzen Sie sich dazu aufrecht auf einen Stuhl. Stützen Sie Ihre Hände rechts und links an der Taille auf dem Becken ab.
- Kippen Sie das Becken maximal nach vorn und richten Sie es wieder auf. 5
- Dann kippen Sie es maximal nach hinten 6 und richten es wieder auf.

Spüren Sie die Sitzbeinhöcker, auf denen Sie vor- und zurückrollen? Suchen Sie im Alltag immer die Mittelstellung des Beckens. Um sich die Wirkung der Übung zu verdeutlichen, können Sie auch jeweils eine Hand flach auf den Bauch und auf den Rücken legen, statt sie in der Taille abzustützen. Die Handflächen helfen, die Bewegungen des Beckens noch intensiver zu spüren.

Stock verschluckt

Dass Rücken- und Bauchmuskulatur einander ergänzen, macht die folgende Übung deutlich.

- Setzen Sie sich aufrecht hin. Machen Sie den Oberkörper starr, als hätten Sie einen Stock verschluckt.
- Neigen Sie Ihren Oberkörper nun leicht nach vorn und verharren Sie zehn Sekunden in dieser Haltung. 7

Spüren Sie die Muskulatur? Wo merken Sie die Spannung?

- Neigen Sie nun Ihren Oberkörper etwas nach hinten und bleiben Sie auch in dieser Haltung zehn Sekunden. 8

Wo spüren Sie die Spannung jetzt?

Das sollte nun deutlich geworden sein: Es arbeiten andere Muskeln. Beugen Sie sich nach vorn, spannt sich die Rückenmuskulatur an. Beugen Sie sich nach hinten, ist es die Bauchmuskulatur.

5

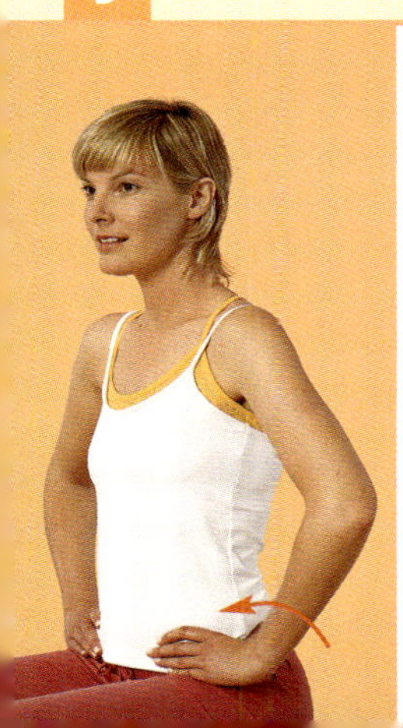

6

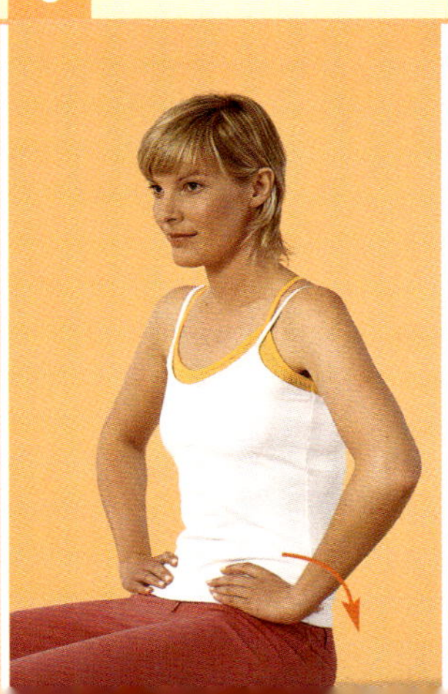

7

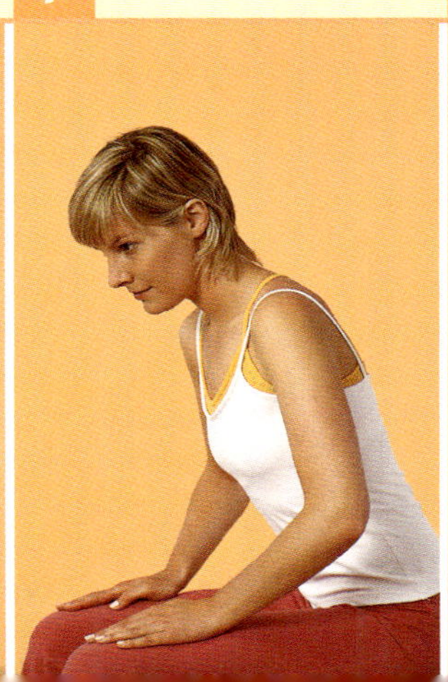

8

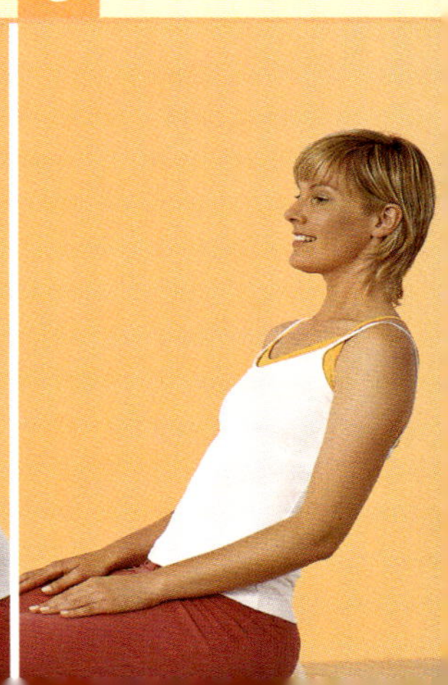

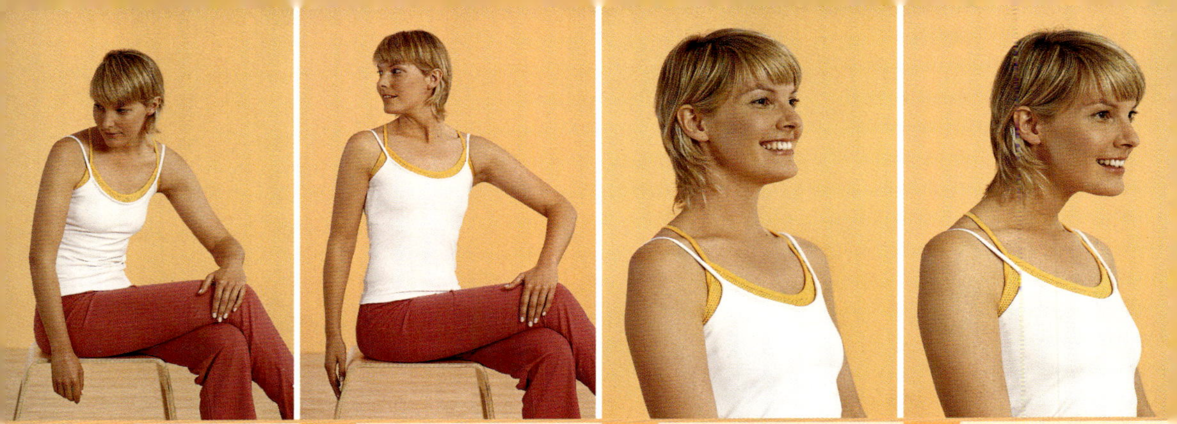

1 2 3 4

Einparken

Die Einpark-Übung macht Ihnen deutlich, wo und wie die Drehung in der Wirbelsäule stattfindet.

Teil 1:

- Setzen Sie sich auf einen Hocker und machen Sie den Rücken rund.
- Drehen Sie nun den Kopf so weit wie möglich erst nach rechts und anschließend nach links. 1

Wo ist die Grenze? Wo drehen Sie in der Wirbelsäule? Wo ist die Muskelspannung am größten?

Teil 2:

- Setzen Sie sich jetzt aufrecht hin.
- Machen Sie sich in der Brustregion richtig breit. Dann drehen Sie den Kopf wieder so weit wie möglich nach rechts und nach links. 2

Was hat sich geändert? Wie viel vom Raum können Sie jetzt sehen?
Sind Sie zusammengesunken und rund, dann sind die Drehbewegungen eingeschränkt. Da eine Rotation vor allem in der Brustwirbelsäule stattfindet, funktioniert sie nur dann richtig, wenn Sie die Brustwirbelsäule auch ordentlich aufrichten. Versuchen Sie die Übung alternativ im Stehen. Achten Sie beim Rückwärtseinparken künftig darauf. Mancher Blechschaden wäre zu verhindern.

Specht

Stellen Sie sich vor, Sie seien ein Specht und wollten mit dem Kopf ein Loch in einen Baum schlagen.

- Setzen Sie sich dazu kerzengerade hin und strecken Sie Ihre Halswirbelsäule möglichst lang.
- Schieben Sie Ihren Kopf nach hinten und schauen Sie geradeaus. So, als wollten Sie wie ein Specht zum Schlag ausholen. 3

Welche Muskeln spannen Sie an? Wie fühlt sich die Halswirbelsäule an?

- Schieben Sie dann den Kopf so weit es geht nach vorn. 4

Welche Muskeln sind jetzt gespannt?

Und das sollten Sie wahrnehmen: Wenn Sie die Übung korrekt ausführen, spüren Sie bei der Bewegung »Kopf zurück« eine Anspannung im unteren Bereich der Halsmuskulatur. Eventuell hat sich sogar die Nackenmuskulatur angespannt. Schieben Sie dagegen den Kopf nach vorn, dann spüren Sie die Anspannung der Muskulatur viel weiter oben am Kopf.

Morgentau an den Füßen

Jeder Rücken würde sich am liebsten einen »barfüßigen« Besitzer wünschen. Denn unbeengt und ohne Schuhe läuft der Informationsfluss wie geschmiert, und auch die Muskeln können jederzeit vernünftig agieren.
Natürlich müssen wir im Alltag Schuhe tragen. Aber wie wäre es, wenn Sie zu Hause öfter barfuß gehen? Oder einmal im Winter vor die Tür treten und Schnee an den frierenden Füßen spüren? Oder zumindest die Feuchtigkeit des Rasens im Frühjahr? Ein wahrhaft sinnliches Erlebnis – nicht nur für die Füße. Es kräftigt die Fußmuskeln, und die Rezeptoren werden wieder mehr beansprucht. Die Signale sprühen nur so. Der gesamte Körper, besonders aber der Rücken, profitiert davon. Stellen Sie einfach von Zeit zu Zeit die Hausschlappen in die Ecke und werden Sie barfuß fit! Das geht natürlich zu jeder Jahreszeit und überall, und zwar mit folgenden Übungen:

- Falten Sie doch einmal mit den Füßen eine Zeitung oder blättern Sie die Zeitung vor und wieder zurück. Gar nicht so einfach, oder?
- Füllen Sie eine große Schale oder einen Eimer mit Maiskörnern oder Erbsen, Sand oder feinem Kies. Strecken Sie einen Fuß hinein und bewegen Sie ihn so kräftig, dass Zehen, Fußsohle und Fußrücken durchgeknetet werden. Dann den anderen Fuß. Und wenn das Gefäß groß genug ist, beide Füße gleichzeitig. Das tut wahrlich gut.
- Legen Sie einen kleinen Ball (Tennis- oder Igelball, wie Abbildung unten) auf den Boden, stellen Sie einen Fuß darauf und rollen Sie mit ihm zur Seite, vorwärts, rückwärts, diagonal. Und das Gleiche auch mit dem anderen Fuß.

Tut fühlbar gut: mit der nackten Fußsohle einen Igelball rollen.

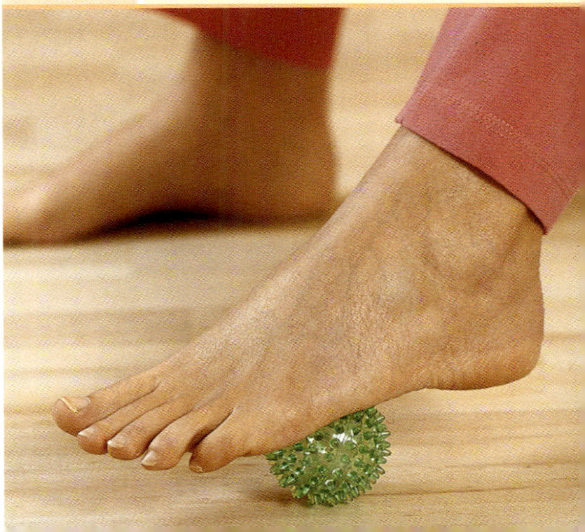

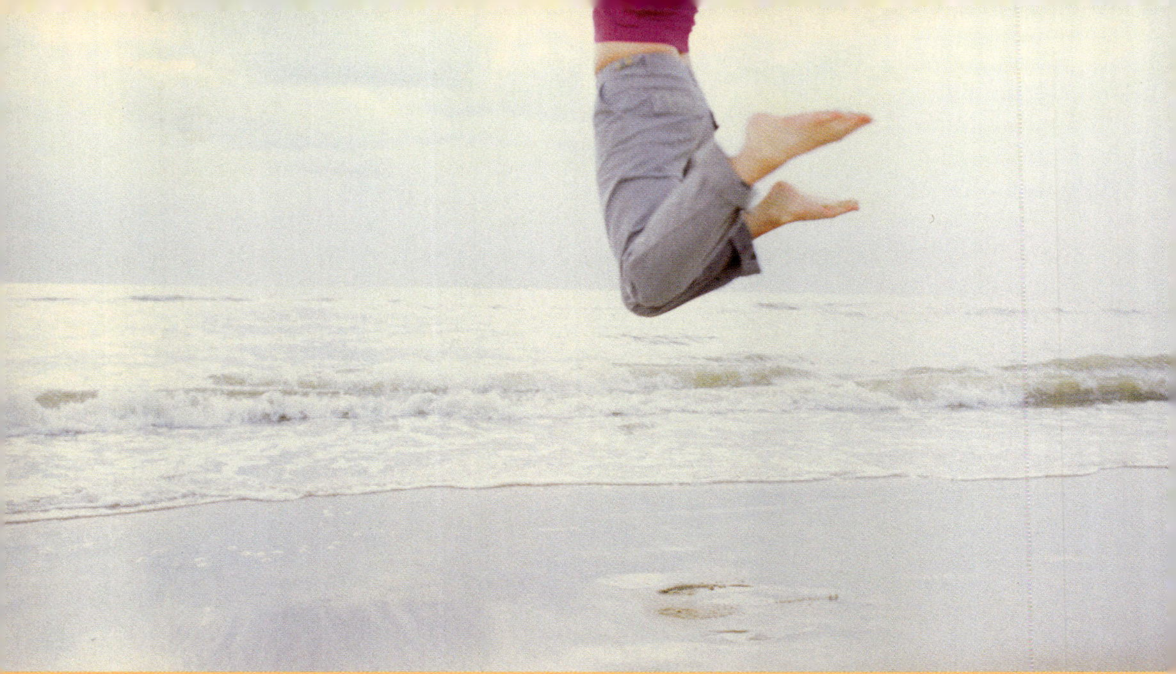

Entspannungsstrategien für Ihr Wohlbefinden

»So ein Mist!« Erinnern Sie sich noch, bei welcher Gelegenheit Sie dies das letzte Mal ausgerufen haben? Wut, Ärger oder Verzweiflung über etwas, was nicht so klappte, wie Sie es gedacht, geplant oder gewünscht haben. Da fühlten Sie sich vermutlich auch körperlich »nicht gut drauf«. Wie Sie in so einer Situation eigentlich richtig reagieren sollen, ohne anhaltenden Schaden davonzutragen? Wie Sie vor allem Ihren Rücken davor bewahren können? Das werden Sie gleich wissen!

Damit Entspannung funktioniert, brauchen Sie Rituale. Also vertraute Strategien, die Sie in schwierigen und problematischen Situationen immer wieder anwenden können. Rituale geben Sicherheit und Halt. Und genau das braucht Ihr Nervenkostüm, wenn Sie besonders angespannt sind. Lernen Sie einige kennen. Oder entscheiden Sie sich für eine der klassischen Entspannungsmethoden und deren Besonderheiten und Nutzen speziell für den Rücken. Wählen Sie das, was Ihnen rundum gut tut.

60-Sekunden-Rituale für den Rücken

Was sind schon 60 Sekunden? Der Tag hat schließlich 86.400 Sekunden. 60 Sekunden sind also praktisch gar nichts – und doch wiederum Luxus pur: nämlich dann, wenn Sie sie nur für sich nutzen. Niemand kann sie Ihnen abschlagen, niemand kann Sie darin einschränken, denn Ihre persönlichen 60 Sekunden fallen gar keinem auf. Machen Sie diese kurze Zeit zu Ihrer Oase für die Entspannung. Frei von jeglichen Gedanken. Machen Sie ein Ritual daraus und bauen Sie es in Ihren Alltag ein. Gönnen Sie sich diese eine Minute, wann immer es Ihnen möglich ist. Aber zumindest dann, wenn Ihr Wohlbefinden danach ruft.
60 Sekunden nach der stressigen Autofahrt ins Büro. 60 Sekunden nach einem anstrengenden Telefonat. 60 Sekunden vor dem möglicherweise komplizierten Termin mit dem Chef. Das macht Sie auf jeden Fall gelassener.
Es ist Ihnen sicher nicht neu, dass zahlreiche kleine Pausen – immer wieder in den Alltag eingestreut – viel effektiver sind als eine einzige große. Machen Sie sie einfach zu einem festen Ritual. Sie profitieren dauerhaft davon und werden es bald nicht mehr missen wollen. Besonders erfolgreiche Minuten-Rituale lernen Sie jetzt kennen. Testen Sie doch gleich einmal die Wirkung.

INFO

RITUALE BRINGEN SIE AUF DIE ENTSPANNUNGS-AUTOBAHN

In unserem Gehirn gibt es unzählige Wege und Straßen, die einzelne Nervenzellen miteinander verbinden. Es finden sich dort Trampelpfade und Sackgassen, aber auch Landstraßen, Bundesstraßen und Autobahnen. Milliarden von Nervenzellen werden so verknüpft.
Je nach Straße stehen uns die Gedanken und Informationen schneller oder langsamer zur Verfügung. Manchmal kommen auch gar keine an. Wenn Sie aber bestimmte Straßen – Ihre Nervenbahnen nämlich – häufiger nutzen, dann wird aus einer Landstraße bald eine Bundesstraße und aus einer Schnellstraße eine Autobahn. Das Gehirn passt seine Wege an die Anforderungen an, die gestellt werden. Je mehr Sie etwas Bestimmtes wiederholen, desto breiter werden Wege und Straßen. Das ist darauf zurückzuführen, dass die Nervenbahnen mehr und mehr mit Myelin umhüllt und eingepackt werden. Myelin ist die Isolierschicht der Nervenbahnen und lässt die Impulse 20- bis 30-mal schneller über die Datenautobahn rasen. Durch die breiten Autobahnen wird jede Handlung viel schneller abrufbar, ähnlich einem Reflex. Genau so funktioniert es, wenn Sie regelmäßig Rituale der Entspannung in Ihren Alltag einbauen. Fällt es am Anfang noch schwer, sich zu entspannen, so geht es bald rasend schnell. Augen zu, und die Entspannung tritt ein. Das Gehirn baut die Straßen für eine schnelle Entspannung.

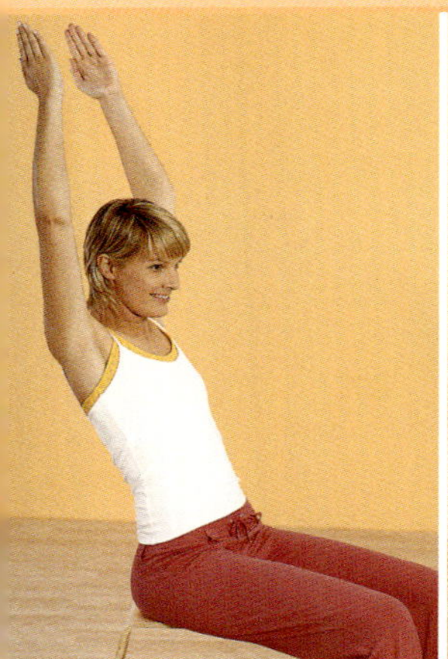

1

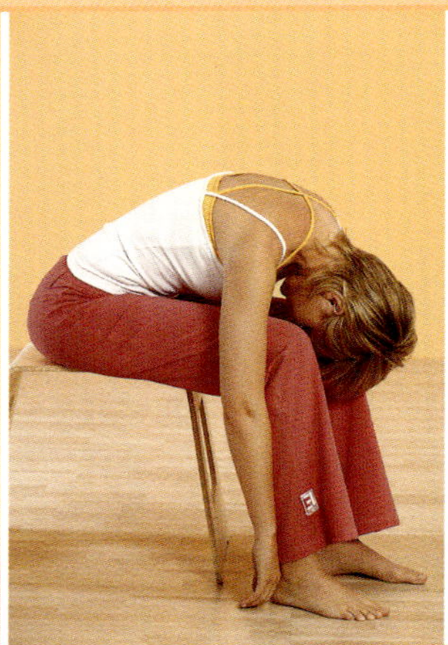

2

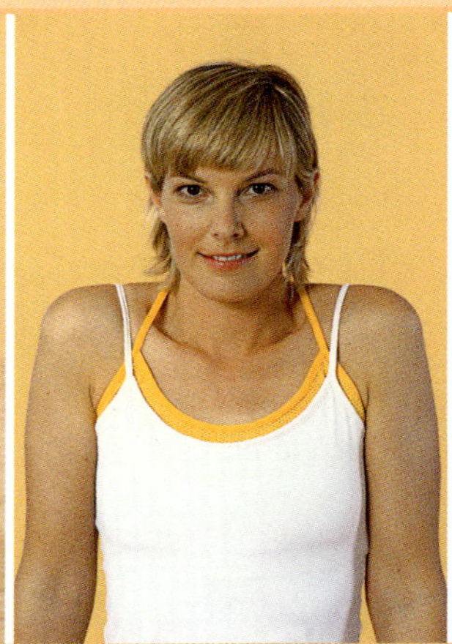

3

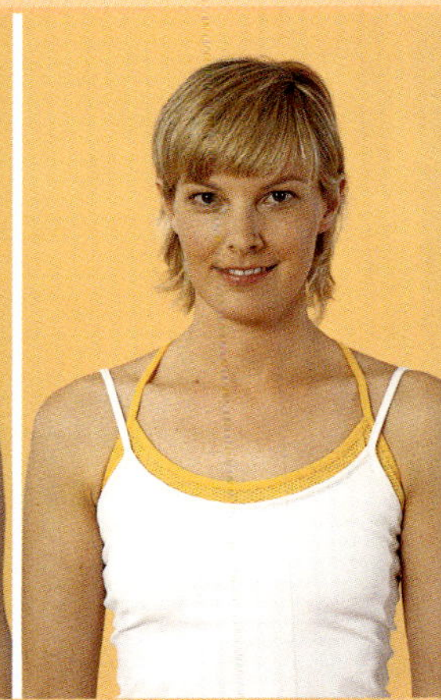

4

Das Dehn-Ritual

- Sie sitzen aufrecht auf einem Hocker.
- Neigen Sie den Oberkörper leicht nach hinten und strecken Sie die Arme in die Luft. 1 Dabei müssen Sie eine Anspannung der Rückenmuskulatur verspüren. In dieser Position verharren Sie zehn Sekunden. Atmen Sie gleichmäßig und ruhig weiter.
- Atmen Sie tief aus und beugen Sie sich so weit es geht nach vorn zu den Knien. Wenn möglich, legen Sie Ihre Stirn auf die Beine. 2 Sie müssten in dieser Position eine Dehnung der gesamten Rückseite spüren können.
- Mit den folgenden vier bis sechs Atemzügen atmen Sie bewusst tief ein und aus. Halten Sie diese Position 20 bis 30 Sekunden.

Wiederholen Sie die Übung 2-mal. Ihr Kopf wird frei, und Ärger verfliegt.

Das Nacken-Ritual

- Sie sitzen entspannt und locker auf Ihrem Stuhl.
- Ziehen Sie beide Schultern ganz fest bis zu den Ohren hoch und halten Sie die Spannung für sechs bis zehn Sekunden. Atmen Sie dabei ruhig und gleichmäßig weiter. 3
- Dann kräftig ausatmen und die Schultern richtig fallen lassen. 4

Erleben Sie, wie sich die Verkrampfung löst, wie Nacken und Schultern sich entspannen und lockern. Die Entspannung soll sich weit in den Schulterbereich bis hin zu den Rückenmuskeln ausbreiten. Entspannen Sie gleichzeitig mit dem Nacken und den Schultern Ihr Gesicht. Genießen Sie dieses Gefühl für 20 bis 30 Sekunden.

Wiederholen Sie die Übung 2-mal. Ihr Nacken wird frisch wie der Morgentau.

ENTSPANNUNG IST NICHT SCHWIERIG!

Warum ist Entspannung so wichtig?

Wenn Sie sich regelmäßig bewusst entspannen, lockern Sie Ihren Körper und Ihren Geist. Dadurch nehmen Sie Ihr Befinden besser wahr und können frühzeitig auf Signale reagieren.

Wie entspanne ich mich am besten in der Mittagspause?

Nutzen Sie die Ruhephase und gehen Sie raus an die frische Luft. Tanken Sie Tageslicht, indem Sie im Park spazieren gehen. Reden Sie vor allem nicht über die Arbeit und versuchen Sie auch nicht, irgendwelche anstehenden Problemlösungen zu finden. Die kommen nach einer wohltuenden Entspannung wie von allein.

Kann ich auch durch Sporttreiben entspannen?

Sport ist vom Ursprung her »zweckfreies Tun«. Eine Aktivität also, die ohne weiteres Zutun ganz automatisch wirkt. Sport lenkt von belastenden Gedanken ab, baut Stresshormone ab und regt die Durchblutung aller Organe an. Eine bessere Methode als Sporttreiben gibt es zur Entspannung kaum.

RATSCHLÄGE BEI SPEZIELLEN PROBLEMEN

Ich habe seit meiner Jugend einen Rundrücken. Sollte ich die Bauch- oder die Rückenmuskulatur trainieren?

Der Rundrücken führt auf Dauer zu Problemen bei der Einatmung, da häufig das Zwerchfell hoch steht und damit Lunge und Herz eingeengt sind. Daher sollten Sie die Bauchmuskulatur nur dehnen und vor allem die Rückenmuskulatur kräftigen. Auf diese Weise können Sie den Brustraum wieder öffnen. **Anmerkung:** Personen mit starkem Hohlkreuz (im Gegensatz zum Rundrücken) sollten primär zunächst ein Bauchmuskeltraining durchführen.

Wie finde ich die richtige Belastung?

Das subjektive Empfinden ist immer noch besser als jeder Test. Achten Sie beim Training auf Ihre Atmung, die regelmäßig sein sollte. Auf keinen Fall den Atem anhalten, besonders dann nicht, wenn die Übungen schwieriger werden. Am Ende einer Übung sollten Sie ein leichtes Brennen im trainierten Muskel verspüren – dann war die Belastung optimal.

Der Kurztrip

Wenn Ihnen einmal nicht nach Üben sein sollte, dann gehen Sie eben für 60 Sekunden auf Reisen – und zwar ohne Urlaubsschein. Auch das entspannt. Nicht so sehr die Muskeln, auf jeden Fall aber den Geist. Setzen Sie sich bequem hin, schließen Sie die Augen und denken Sie an Ihren letzten Urlaub. Holen Sie sich den Geruch des Meeres und des köstlichen mediterranen Menüs an der Uferpromenade zurück. Ergötzen Sie sich noch einmal an den Bildern der üppigen Feigen- und Olivenhaine, des idyllischen Hafens oder des unbeschreiblichen Sonnenuntergangs. Wissenschaftler nennen das Autosuggestion. Loslassen und eintauchen in eine andere Welt mithilfe der eigenen Vorstellungskraft. Raus aus den Belastungen des Alltags. Rein in die eigene Höhle mit den wunderbaren Empfindungen. Das macht positive Gefühle und entspannt. Der Stress verfliegt, und der Geist wird frisch. Ein Kurztrip in Gedanken bewirkt Wunder. Vielleicht gelingt das nicht gleich beim ersten Mal. Aber jeder Versuch bringt Sie der Entspannung näher.

TIPP

LÄRM IST STRESS

Lärm macht krank! Lärm schlägt nicht nur auf das Gehör. Er verursacht auch innere Unruhe und begünstigt Schlafstörungen. Er löst sogar Depressionen aus. Messungen konnten das eindeutig belegen. Damit Sie nicht in diesen Strudel geraten, sollten Sie von Zeit zu Zeit einen kleinen Ausflug in die Stille machen – das entspannt ungemein. Schalten Sie das Fernsehgerät und das Radio aus. Und verbannen Sie das Telefon aus Ihrem Hörumfeld.

Das kleine Atem-Ritual

Atmung kann bewusst verstärkt, zurück- oder angehalten werden und damit Gefühle abfangen und den Geist anregen. Und bewusstes Atmen erfrischt alle Sinne. Wenn Sie also stark angespannt sind, nutzen Sie das kleine Atem-Ritual. Kaum jemand wird es bemerken, aber Ihnen wird es Flügel verleihen.

- Setzen Sie sich aufrecht hin und atmen Sie 4-mal tief ein und aus. Nutzen Sie auch das Zwerchfell, indem Sie bis in den Bauch hineinatmen.
  Wichtig: Lassen Sie besonders beim Ausatmen den Atem bewusst und langsam strömen. Stellen Sie sich vor, wie Sie die stressige Situation wegpusten. Lassen Sie die Schultern dabei tief und entspannt hängen.
- Machen Sie eine kurze Pause und atmen Sie dann 5- bis 6-mal normal weiter. Danach wiederholen Sie den Vorgang mit weiteren vier tiefen Atemzügen.

Ein warmes Bad – Genuss pur

Bereits die alten Griechen und Römer wussten es schon, und auch heute ist man noch (oder wieder) überzeugt davon, denn sonst würden nicht allerorten Thermen- oder Wellness-Tempel aus dem Boden sprießen: Temperaturreize sind gut für den ganzen Körper und fördern das Wohlbefinden. Schon ein warmes Bad daheim in der Badewanne entspannt die Muskulatur wunderbar, weil damit ihre Durchblutung angeregt wird. Die Gefäße öffnen sich, und es strömt mehr Blut in die Muskelzellen hinein.

So fördern Sie die Durchblutung

Mit verschiedenen Badezusätzen können Sie die Durchblutung steigern. Dazu gehören Extrakte aus Rosmarin, Teebaum, Pfefferminze und Kiefernnadeln. Wenn Sie nichts davon zur Hand haben, dann lösen Sie einfach eine Packung Kochsalz in Ihrem Badewasser auf. Da müssen Sie zwar auf einen sinnlichen Duft verzichten, aber die Wirkung ist die gleiche. Probieren Sie es einfach aus, wenn Sie das wieder einmal Rückenschmerzen haben. Sie durchbrechen damit den Teufelskreis von Verkrampfung und Schmerzen, stärkerer Verkrampfung und immer noch mehr Schmerzen …

Oder aber Sie greifen zu den bekannten Hausmitteln: Wärmflasche, ABC-Pflaster, elektrische Heizdecke. Auch die leisten noch immer gute Dienste.

Achtung: Wärme ist nicht immer gut

Wärme kann Ihre Symptome auch verschlimmern. Dann nämlich, wenn Ihre Schmerzen von einer akuten Entzündung herrühren. In diesem Fall brauchen Sie Kälte. Dafür gibt es in der Apotheke Gelkissen. Oder Sie kühlen einfach ein mit Wasser getränktes Handtuch im Eisfach. Aber auf keinen Fall direkt auf die Haut legen, sondern in ein Tuch wickeln. Sind Ihre Schmerzen nach drei bis vier Tagen nicht verschwunden, dann sollten Sie allerdings einen Arzt aufsuchen. Selbstbehandlung hat auch klare Grenzen.

› Entspannung sowohl für die Nerven als auch für die Muskulatur.

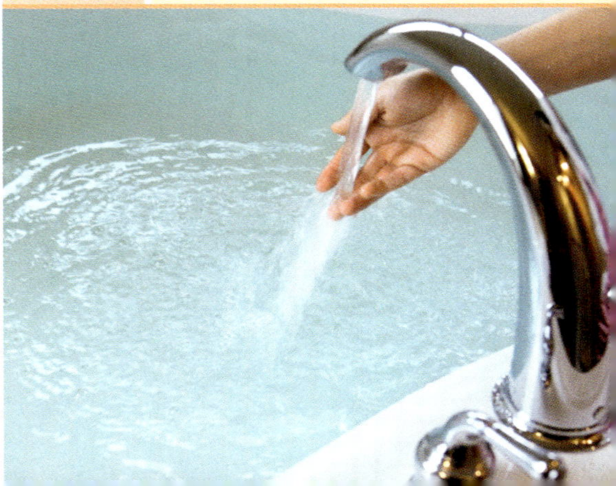

Die klassischen Entspannungshelfer

Viele Wege führen zur Entspannung. Eine Umfrage in Ihrem Bekanntenkreis wird das bestätigen. In den letzten Jahrzehnten wurden bestimmte Entspannungstechniken immer beliebter. Methoden und Verfahren, die zum Teil bereits vor Jahrtausenden praktiziert wurden, sind zu Klassikern geworden. Sie bewähren sich auch heute, in einer Zeit, in der Stressfaktoren sich mehren: Im Beruf geht es hektisch zu, immer mehr Leistung und immer höhere Fachkompetenz werden in immer kürzerer Zeit gefordert. Und vielleicht macht das Privatleben zu schaffen: In der Partnerschaft gibt es Konflikte, die Kinder bereiten Sorgen, und manchmal kann es schwierig werden, mit dem zur Verfügung stehenden Geld bis zum Monatsende auszukommen. All das verlangt seinen Tribut. Wen wundert es da noch, dass auch Rückenschmerzen zunehmen?

Verschiedene Entspannungstechniken können helfen, Körper und Geist zu lockern. Die bekanntesten und effektivsten Methoden finden Sie in der Tabelle auf der nächsten Seite. Vermutlich sind Ihnen einige davon zumindest dem Namen nach bekannt. Testen Sie, was Ihnen zusagt.

Nicht jedes dieser Verfahren ist ganz einfach zu erlernen, und Fehler schleichen sich leider schnell ein. Ein gutes Buch mit präzisen Beschreibungen kann zwar helfen. Einen noch größeren Nutzen haben Sie von Ihrem Entspannungstraining allerdings, wenn Sie zum Einstieg an einem Kurs teilnehmen, angeleitet von einem Lehrer mit umfassender und gründlicher Ausbildung. Kurse zu den unterschiedlichsten Entspannungsverfahren werden beispielsweise in Sportvereinen oder an Volkshochschulen angeboten, und die gibt es beinahe überall.

› Mit fachkundiger Anleitung können Sie nichts falsch machen.

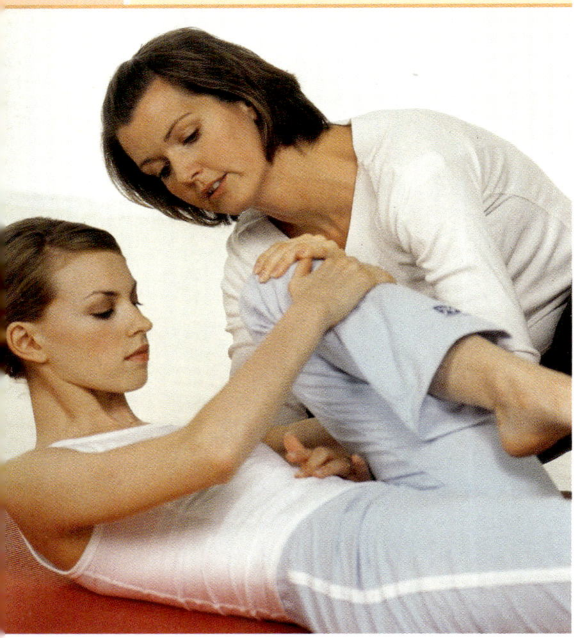

KLASSISCHE ENTSPANNUNGSMETHODEN

	Besondere Merkmale	Nutzen für den Körper / den Rücken
Autogenes Training	> Ruhe-, Schwere- und Wärmeübungen, kombiniert mit Atemübungen. > Völlige Entspannung ist Voraussetzung, um das vegetative Nervensystem zu beeinflussen. > Der ganze Mensch bewegt sich auf einen entspannten Zustand hin.	> Wirkt, indem sich die Verspannungen der Muskulatur lösen.
Feldenkrais	> Basiert auf der Erschließung natürlicher Bewegungsformen und dem bewussten Umgang mit dem eigenen Körper.	> Entwickelt feine Sensibilität für den Menschen als Ganzes. > Zielt damit auf die Probleme ab, die häufig für Rückenschmerzen verantwortlich sind.
Pilates	> Ausgehend von der Körpermitte (Zentrum) wird der ganze Körper stabilisiert. > Die wichtigsten Prinzipien sind Körperhaltung, Zentrierung und Atmung.	> Zur Vorbeugung von Rückenproblemen hilfreich, da der ganze Körper gefestigt wird. > Wichtig: ein gut ausgebildeter Trainer.
Progressive Muskelentspannung nach Jacobson	> Basiert darauf, dass sich Muskeln nach Anspannung deutlich besser entspannen. > 16 verschiedene Muskelgruppen werden systematisch angespannt, entspannt, gedehnt und gelockert. > Auch Teilprogramme sind möglich.	> Da die progressive Muskelentspannung direkt und schnell wirkt, ist sie bei Verspannungen besonders geeignet.
Qi Gong	> Soll den Fluss der Lebensenergie erhalten bzw. wiederherstellen. > Langsame, ruhige Übungen nach exakten Vorgaben. > Geistige und körperliche Entspannung durch Konzentrations-, Stillhalte- und Atemübungen.	> Die sanften Bewegungen des Qi Gong helfen speziell gegen Stress und Nervosität. > Ebenfalls sehr hilfreich bei Muskelverspannungen.
Tai Chi	> Eine echte Kampfkunst, abgeleitet aus uralten Techniken der Selbstverteidigung. > Elemente von Meditation und Entspannung. > Fließende, kontrollierte Bewegungen nach bestimmtem Muster sollen das Gleichgewicht von Yin und Yang herstellen.	> Die Bewegungen setzen einen muskulären Trainingsreiz. > Sie fördern die Beweglichkeit, vor allem aber das Körperbewusstsein. > Deshalb bei Rückenproblemen besonders sinnvoll.
Yoga	> Ist ein Bestandteil der klassischen indischen Philosophie. > Neben körperlicher Aktivität und Bewegungen (Asanas) nehmen meditative und spirituelle Aspekte einen breiten Raum ein.	> Bewegungen mit Atemübungen sorgen für Ausgeglichenheit und Ruhe. > Stressabbau; Körperhaltung, Beweglichkeit und Kraft werden trainiert. > Hervorragend gegen Rückenprobleme geeignet. > Vorsicht bei akuten Rücken- und Gelenkproblemen.

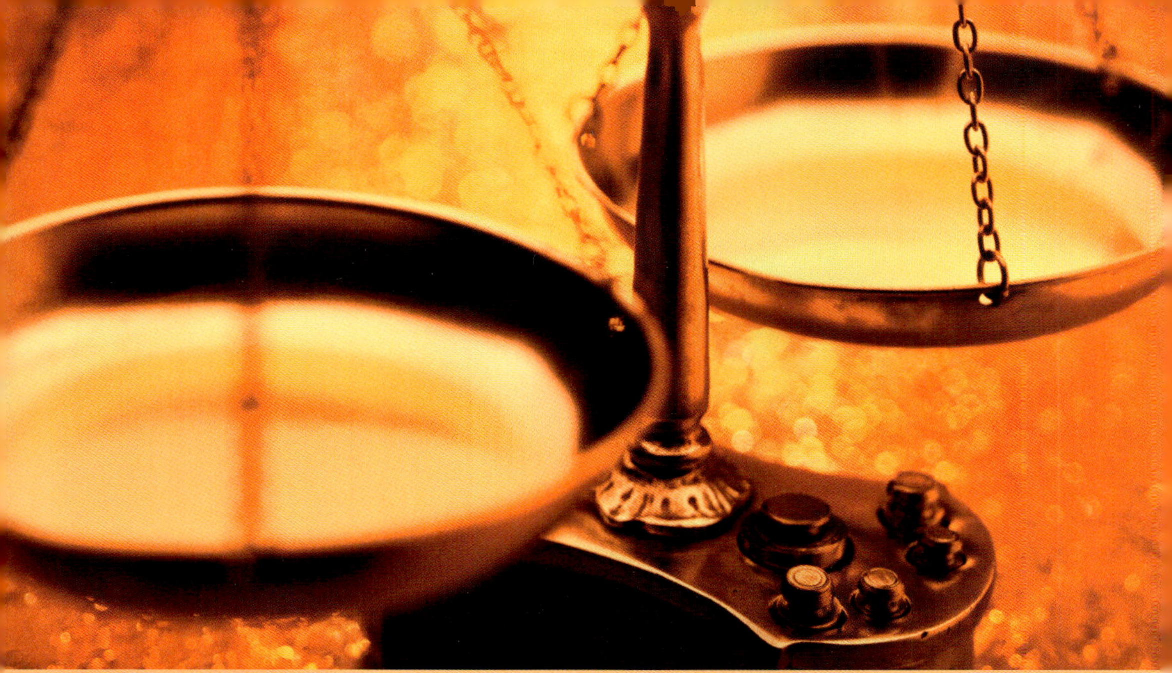

Der Alltags-Knigge – die biologische Etikette

Knigge – wer war das noch mal? Das war jemand, der Regeln für das richtige Benehmen aufgestellt hat: die Tür aufhalten, der Frau in den Mantel helfen, den Stuhl der Tischdame zurechtrücken, Blumen vor dem Überreichen auspacken und so weiter. Manches erleichtert heute noch das Zusammenleben, etliches entspricht nicht mehr unserer Zeit.
Zum Umgang mit dem eigenen Rücken hat Knigge nichts geschrieben. Doch auch dafür gibt es einige »Benimmregeln«, die das Leben erleichtern. Paragraph eins der biologischen Etikette heißt: Aktivsein. Natürlich nicht, ohne bei bestimmten Gelegenheiten Rücksicht zu nehmen. Denn die Belastungen müssen passen. Mit falscher Schonung hat das nichts zu tun. Sie fahren Ihr Auto ja auch nicht immer mit Vollgas, sondern nur dann, wenn es die Situation erlaubt. In den Bergen schalten Sie bestimmt einen Gang zurück, um den Motor nicht zu quälen. Schalten Sie bei Bedarf auch bei der Belastung Ihres Rückens zurück. Einige hilfreiche Tipps erhalten Sie hier.

Belastung und Fähigkeit müssen harmonieren

Wenn Sie sich als Skianfänger auf eine schwarze, also schwierige Piste wagen, dann passt das nicht zusammen, und Sie werden im wahrsten Sinn des Wortes zu Fall kommen. Sie müssen Ihre Ski abschnallen und den Lift zur Talstation nehmen oder sich andauernd mühsam wieder hochrappeln, und dabei werden Sie »Blut und Wasser« schwitzen. Auch wenn Sie als Normalradler sich vornehmen, die Tour de France der Profis im entsprechenden Tempo nachzufahren, werden Sie scheitern. Denn auch bei dieser Unternehmung passen Ihre persönlichen Fähigkeiten nicht zu der Aufgabe, der Sie sich stellen wollen, und der Anforderung, die damit einhergeht. Lassen Sie sich dennoch nicht davon abhalten, laufen Sie Gefahr, sich im Endeffekt mehr zu schaden als zu nutzen. Und die Freude am Aktivsein geht bald gegen null. Suchen Sie sich Herausforderungen, die zu Ihnen und Ihren momentanen Voraussetzungen passen. Überfordern Sie Ihren Körper nicht. Das gilt ganz besonders für den Rücken.

Natürlich ist es nicht falsch, sich Ziele zu setzen und diese von Zeit zu Zeit höher zu stecken. Für eine Etappe der Tour de France müssen Sie eben eine Weile gründlich trainieren. Im Lauf der Zeit steigern Sie Ihr Leistungsvermögen und können immer höheren Anforderungen gerecht werden. Das macht Ihr Rücken dann locker mit. Ihr Organismus passt sich nämlich an, wenn er entsprechend vorbereitet wird. Auch wenn Sie vorher vielleicht noch eine kleine unangenehme Hürde überwinden müssen: den lästigen Muskelkater.

Muskelkater – na und!

Vorab das Wichtigste: Muskelkater ist keine Krankheit. Muskelkater ist eine völlig natürliche Reaktion eines Muskels auf einen Reiz, den er bisher nicht kannte. Selbst Profisportler bekommen ihn, wenn sie neue Übungen machen. Auch der Berufsgärtner klagt über ihn, wenn er nach einem langen Winter den ersten Garten bearbeiten muss. Muskelkater ist absolut unbedenklich! Er entsteht durch kleinste Risse an den Muskelfasern. Dabei blutet nichts, weder äußerlich noch innerlich. Die Aufgabe war für die Fasern lediglich momentan zu schwer. Muskelkater ist ein Zeichen dafür, dass die Muskeln sich noch nicht an eine bestimmte Belastung gewöhnt haben. Irgendwann ist der Spuk aber vorbei, sofern sie dranbleiben. Lassen Sie sich auf keinen Fall durch einen Muskelkater von Ihrem Vorhaben abbringen. Überwinden Sie lieber den »inneren Schweinehund« und beißen Sie die Zähne zusammen. Ihr Rücken dankt es Ihnen.

INFO

GRUNDREGELN ZUM ALLTÄGLICHEN SITZEN

- Wählen Sie die Höhe Ihres Stuhles so, dass die Unterarme etwa im rechten Winkel bequem auf dem Tisch aufliegen können.
- Stellen Sie die Sitzfläche so ein, dass die Oberschenkel in Richtung Knie hin etwas ansteigen (eventuell eine Fußstütze zur Hilfe nehmen).
- Die Füße sollten hüftbreit auf dem Boden stehen, aber von Zeit zu Zeit auch woanders (etwa auf einer Fußstütze) aufgestellt werden.
- Moderne Bürostühle unterstützen das dynamische Sitzen. Durch die flexible Mechanik werden die Muskeln angeregt, aktiv zu sein und zu bleiben.
- Sitzen bei langen Autofahrten ist ein besonderes Problem, weil man sich kaum bewegen kann. Der Autositz sollte daher im Bereich der Lendenwirbelsäule eine Auspolsterung haben. Diese unterstützt die Muskulatur und schützt vor Überlastung. Alternativ hilft auch ein Kissen.
- Auch während des Sitzens sollten Sie sich so viel wie möglich bewegen. Ändern Sie deshalb möglichst alle zehn Minuten Ihre Sitzposition.
- Stehen Sie alle 60 Minuten kurz auf und vertreten Sie sich ein wenig die Beine.

Richtig oder falsch: Kommt drauf an

Es gibt kein Gesetz, das in Sachen Belastung für alle Menschen gleichermaßen gilt. Es gibt kein eindeutiges Richtig oder Falsch. Die Situation bestimmt den Weg, und den müssen Sie für sich allein finden. Suchen Sie sich Ihre individuellen Benimmregeln, die nur zu Ihnen passen müssen, zu niemandem sonst. Es gibt also auch kein richtiges oder falsches Sitzen, Stehen, Schlafen, Liegen, Bücken und Heben und auch nicht die einzig richtige Ernährung. Ihre Fähigkeiten bestimmen, wie Sie eine Aufgabe angehen. Und Ihr Rücken ist dazu der beste Gradmesser.

Sitzen – des Menschen liebstes Kind

Der Durchschnittsdeutsche sitzt 8,3 Stunden täglich, mehr als ein Drittel des Tages. Neueste wissenschaftliche Studien (Seite 10) zeigen, dass Sitzen nicht verantwortlich ist für Rückenbeschwerden, auch nicht langes Sitzen. Obwohl doch immer wieder vom richtigen oder – viel häufiger noch – vom falschen Sitzen gesprochen wird, ist kein Zusammenhang zwischen Sitzen und Rückenproblemen nachzuweisen. Besonders gerades, aufrechtes Sitzen war jahrelang angesagt, weil vermeintlich in dieser Position die Bandscheiben am wenigsten beansprucht würden.

Rumlümmeln ist genehmigt ...

Selbst das früher so verpönte Rumlümmeln auf dem Stuhl belastet nicht mehr als jede andere Sitzposition. Das ist bekannt, seit ein Orthopädenteam aus Ulm und München dies hinterfragt hat. Damit geht uns auch ein schlagendes Argument verloren, um unsere Kinder zu einer »anständigen« Haltung zu bewegen.
Sitzen ist zu Unrecht jahrzehntelang verteufelt worden. Entscheidend ist, die Muskeln nicht zu stark zu belasten. Sie brauchen Gelegenheiten, sich zu entspannen und zu erholen. Versuchen Sie, über einen langen Zeitraum in derselben Position zu sitzen, geht es in der Tat schief. Dann werden die aktiven Muskeln überanstrengt und verspannen sich.

... doch nur, wenn Sie Ihre Sitzposition oft ändern

Also: Mal anlehnen, mal aufrecht sitzen, mal hinlümmeln oder mal auf dem Tisch abstützen. Dafür gibt es übrigens bereits eine Bezeichnung: dynamisches Sitzen. Die richtige und beste Sitzposition ist stets die nächste Position. Oder: Häufige Veränderung ist wichtig. Nutzen Sie das gesamte Spektrum, das Ihnen im Alltag zur Verfügung steht. Dann ermüdet Ihre Muskulatur nicht, und Wirbel und Bandscheiben werden entlastet. Stehen Sie möglichst jede Stunde auf. Das fördert die Rückenmuskulatur und versorgt die Bandscheiben mit allem Wichtigen.

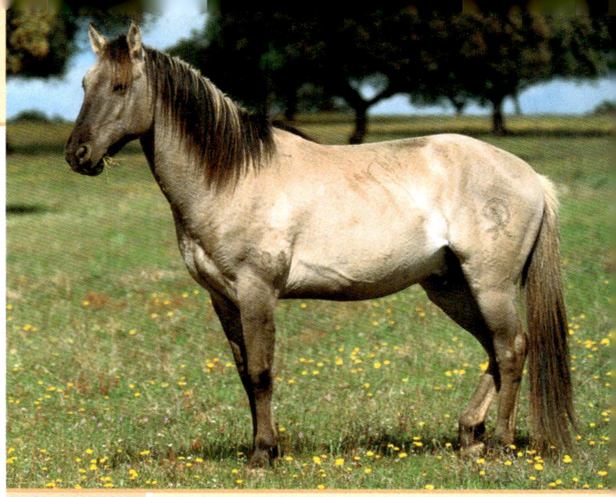

Pferde sind Meister im richtigen Stehen mit Wechselbelastung.

Stehen: Machen Sie es den Pferden nach

Wenn Sie Pferde auf der Weide beobachten, können Sie es sehen: Pferde, die sich ausruhen und ein wenig vor sich hin dösen, entlasten ihren Rücken. Meist ist dabei ein Hinterhuf mit der Spitze aufgestellt. Damit entlastet das Pferd diesen Huf und gleichzeitig die Muskulatur. Diesem guten Beispiel sollten Sie folgen. Stehen ist eine anstrengende Tätigkeit für die Muskeln. Deshalb müssen Sie Ihre Muskulatur, die im Stand Schwerstarbeit leistet, oft entlasten. Wechseln Sie dazu das Standbein und verlagern Sie das Gewicht hin und her. Und lehnen Sie sich bei jeder sich bietenden Gelegenheit an. Das sieht obendrein noch lässig aus. Auch die Bandscheiben freuen sich darüber. Denn sie müssen statt vier bar beim aufrechten Stehen nur einem Druck von zweieinhalb Bar standhalten. Das entspricht etwa dem Druck in einem Winterreifen.

Wenn der Arbeitsplatz ein Stehplatz ist

Wenn Sie grundsätzlich im Stehen arbeiten müssen, sollten Sie das möglichst aufrecht tun. Jede Vorneigung des Oberkörpers kostet zusätzliche Kraft. Die Arbeitsfläche sollte Ihnen bis knapp unter die Ellbogen reichen. Stellen Sie zwischendurch abwechselnd ein Bein erhöht auf einem Gegenstand (beispielsweise auf einem Schemel) ab. Das entlastet.

Liegen, indem Sie sich wie eine Sonnenblume strecken

Richtiges Liegen ist nicht nur für einen erholsamen Schlaf wichtig, sondern auch für die Entspannung des Rückens. Denn im Liegen hat die Wirbelsäule Gelegenheit, ihre Schwingungen zu normalisieren und damit die tagsüber verloren gegangenen eineinhalb bis drei Zentimeter Körperlänge zurückzuerobern. Dazu müssen Sie sich strecken. Ähnlich wie die Sonnenblume nach einem Regenschauer, wenn die Sonne wieder lacht. Nur dann ist die Wirbelsäule am nächsten Morgen frisch und munter und erneut belastbar.

Gut gelegen – bestens erholt

Wussten Sie das? Sie drehen sich pro Nacht im Schlaf etwa 50- bis 60-mal. Rückenlage, Seitlage, Bauchlage – jede dieser Positionen ist gut und richtig, denn nur zusammen ermöglichen sie eine optimale Erholung. Weil Sie Ihre

INFO

MATRATZE – DIE NÄCHTLICHE ENERGIETANKSTELLE

Eine gute Matratze zeichnet sich dadurch aus, dass sie der Wirbelsäule optimale Erholung bietet. Sie unterstützt die Streckung und fördert die Abnahme der Schwingungsradien. Das schafft keine weiche Matratze und auch kein Wasserbett. Die Matratze darf – entgegen landläufiger Meinung – der Form des Körpers und der Wirbelsäule kaum nachgeben. Sie sollten lieber etwas härter liegen. Bretthart allerdings auch wieder nicht, denn dann schlafen Sie zu unruhig, weil Sie auf solchen Matratzen nachts richtige Pirouetten drehen. Vier Prozent der Deutschen nehmen täglich Schlaftabletten. Vielleicht würde schon eine neue Matratze das Problem beheben.
Noch etwas: Stehen Sie morgens langsam auf. Auch die Muskeln müssen erst geweckt werden. Sie benötigen etwa zehn Minuten, bis sie richtig fit sind.

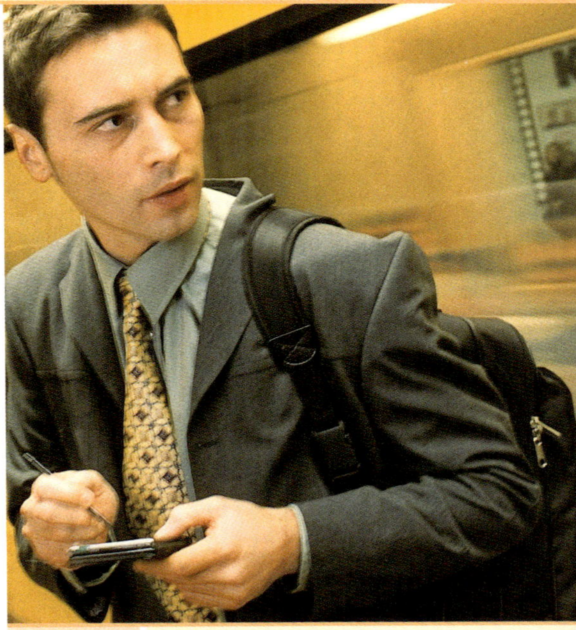

› Optimal wäre es, das Gewicht auf beide Schultern zu verteilen.

Schlafposition aber nicht wirklich steuern und kontrollieren können, müssen Sie Ihre Wirbelsäule unterstützen: mit der richtigen Matratze. Suchen Sie eine aus, die besonders im Bereich des Rumpfes nicht zu weich ist und die Ihrem Körpergewicht entspricht. Bewährt haben sich Matratzen, die in Liegezonen aufgeteilt sind. Lassen Sie sich in einem guten Fachgeschäft beraten und liegen Sie Probe. Nicht nur ein paar Minuten, sondern mindestens ein paar Stunden, damit Sie sicher sein können.

Tragen – von den Kameltreibern lernen

Kamele – die Wüstenschiffe mit den zwei Höckern – können sechs bis acht Tage ohne Wasser und ohne Nahrung durch die Wüste spazieren. Dabei tragen Sie schwerste Lasten und ermüden kaum. Das Geheimnis liegt zum einen in ihrer unerschöpflichen Ausdauer und Zähigkeit. Zum anderen hängt es sehr davon ab, wie das Kamel beladen wird – wie die Lasten auf seinem Rücken verteilt werden. Man kann ein Bündel direkt mittig zwischen die Höcker positionieren. Oder aber zwei Lasten werden in Tragesystemen exakt ausbalanciert und körpernah seitlich rechts und links verteilt. Auf diese Weise wird die Balance des Tieres durch die Last nicht gestört, sondern eher unterstützt.

Lernen Sie doch von den Kameltreibern. Schwere Lasten sollten möglichst körpernah und auf keinen Fall mit gestreckten Armen getragen werden. Und verteilen Sie das Gewicht rechts und links gleichmäßig. Falls dies nicht möglich ist, könnten Sie Tragegurte verwenden, die Ihnen einen Großteil des Gewichts abnehmen. Auf Reisen oder dem Weg zum Arbeitsplatz, falls Sie zu den Menschen gehören, die täglich ihr halbes Büro mit sich herumschleppen, ist der Rucksack sicher die beste Lösung. Denn da sind die Lasten optimal verteilt, allerdings nur, wenn man ihn richtig trägt.

Bücken und Heben wie die Möbelpacker

Sie wollen nur gerade mal eben den Sack Blumenerde oder den vollen Wasserkasten in den Keller bringen. Sie heben an, und schon ist es passiert: Ein Stich, und die Hexe sitzt im Rücken. Diese akuten Kreuzschmerzen sind mit einer ausgeprägten Steifheit verbunden. Obwohl ein Hexenschuss sehr unangenehm sein kann, ist er meist harmlos und bessert sich schon nach wenigen Tagen.

In mehr als 90 Prozent aller Fälle kommt es beim Bücken und Heben zum Hexenschuss. Wenn Sie untrainiert schwere Gegenstände hochheben, werden Bänder und Rückenmuskulatur schnell überfordert. Sie können die Wirbelsäule nicht mehr ausreichend stabilisieren. Das lästige Resultat: Sie haben mindestens zwei Wochen lang Rückenschmerzen.

› So ist es vorbildlich: Tragen Sie schwere Lasten nah am Körper und mit aufrechtem Rücken.

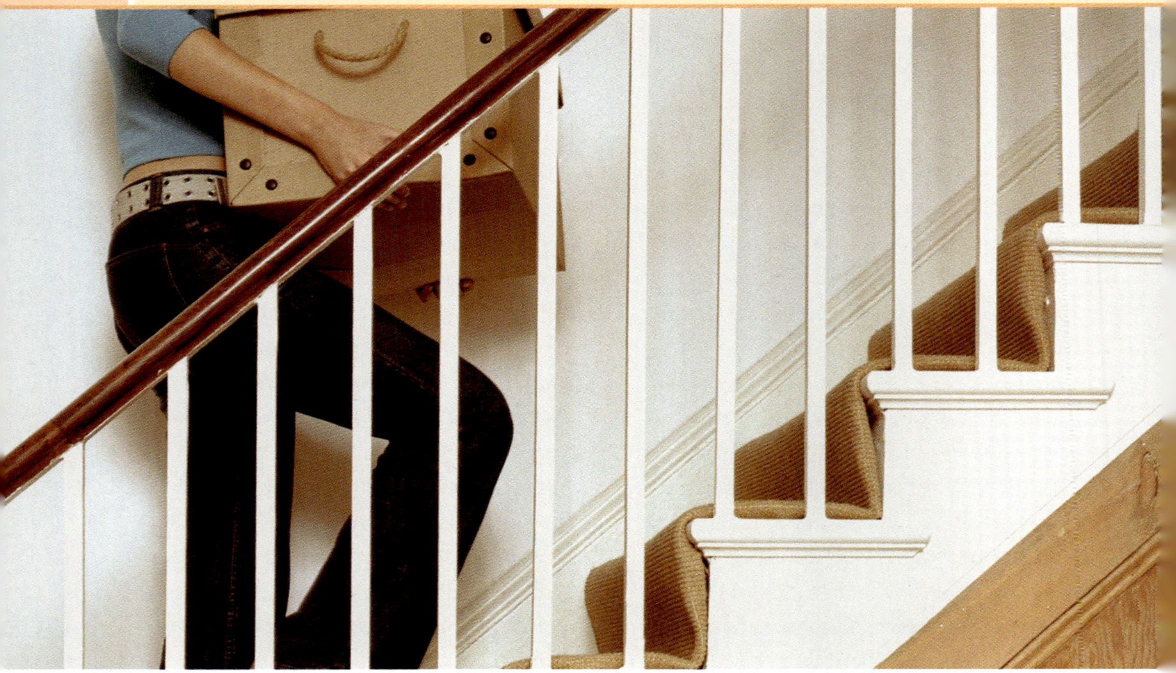

ÜBERGEWICHT BELASTET ZWAR ...

... aber eine Crashdiät sollten Sie selbst Ihrem Rücken zuliebe nicht machen. Setzen Sie lieber auf eine sanfte, dauerhafte Umstellung. Und Bewegung unterstützt Sie, wenn Sie abnehmen wollen.

INFO

Nutzen Sie die Kraft der Oberschenkel

Dass es auch anders geht, zeigen die Möbelpacker. Sie treffen Vorkehrungen. Schwere Gegenstände – etwa ein unzerlegbarer Schrank oder ein Klavier – heben sie nicht aus dem Kreuz heraus. Sie gehen tief in die Knie und heben das Gewicht aus den Beinen heraus. Die Oberschenkelmuskeln sind nämlich viel stärker als die filigrane Rückenmuskulatur. Und getragen wird – wie Sie bereits wissen – ganz nah am Körper. Also die Beine nutzen und unbedingt in die Knie gehen, wenn der Gegenstand schwer ist.
Wenn Ihnen dagegen ein Taschentuch auf den Boden fällt, dann bücken Sie sich ruhig so, wie Sie es bisher getan haben. Leichte Gegenstände brauchen keine besondere Hebetechnik, sogar ganz im Gegenteil. Denn mit einer normalen Belastung der Rückenmuskulatur wird diese gleichzeitig trainiert.

Essen und Trimmen – beides muss stimmen

Dass Bewegung und Aktivität wichtig für einen gesunden Rücken sind, dürfte Ihnen inzwischen ganz klar geworden sein. Aber auch die Ernährung kann einiges dazu beitragen. Denn Nahrung ist die wohl älteste Methode, heilend auf den Körper einzuwirken. Denken Sie nur an die vielen Kräuter mit ihrem immens großen Wirkungsspektrum. Oft sind sie besser als jedes Medikament.
Falsche Ernährung hingegen kann Ihre Gesundheit negativ beeinflussen. Die Fast-Food-Epidemie zum Beispiel. Zu fettes und kalorienreiches Essen macht dick. Übergewicht lastet auf der Wirbelsäule und auf den Gelenken. Ein dicker Bauch zieht an der Wirbelsäule und bringt den Körper aus dem Gleichgewicht. Die Masseverteilung ändert sich, und die Muskulatur muss stärker arbeiten. Triftige Gründe, auf das Gewicht zu achten.

Wenn Nährstoffe fehlen

Eine unausgewogene Ernährung liefert dem Organismus zu wenig Bausteine und Nährstoffe. Fehlen bestimmte Spurenelemente und Enzyme oder einige Aminosäuren, wirkt sich das auch auf die Wirbelsäule aus. Das wichtige Bindegewebe, das Muskeln, Sehnen und Bänder und auch die Bandscheibe bildet, kann nicht ausreichend produziert werden. Stabilität und Elastizität lassen nach. Das beeinträchtigt die Belastbarkeit.

INFO

ESSEN SIE BEWUSST!

Ernähren Sie sich ausgewogen und gesund. Greifen Sie möglichst häufig zu frischem Gemüse und Obst. Damit reduzieren Sie Übergewicht und entlasten zugleich dauerhaft Ihren Rücken. Außerdem erhält Ihr Körper – und somit natürlich auch Ihr Rücken – auf diese Weise einen Großteil der Bausteine, die zu seiner Gesunderhaltung notwendig sind. Dass Sie möglichst zu ungespritzten und auf jeden Fall zu Produkten der Saison und aus Ihrer Region greifen sollten, versteht sich von selbst. Dafür können Sie getrost auf jegliche Zusatzpräparate verzichten.

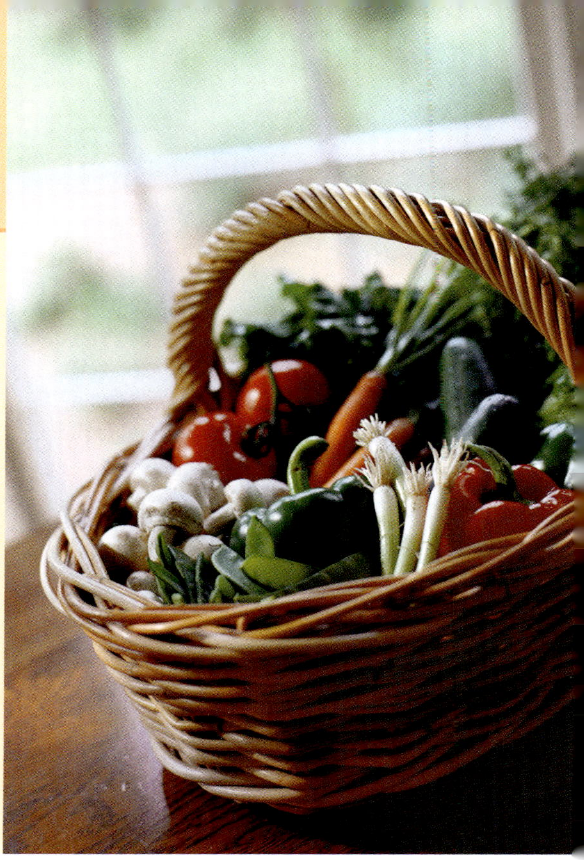

Die 13 wichtigsten Bausteine für den Rücken

- **Vitamin A** fördert das Wachstum der Knochen.
- **Vitamin B_1** unterstützt den Aufbau des Bindegewebes.
- **Folsäure** schützt das Herz-Kreislauf-System und die Nerven.
- **Vitamin C** stärkt Sehnen, Bänder und Abwehrkräfte und hält das Immunsystem stabil.
- **Vitamin D** sorgt dafür, dass der Knochenbaustoff Kalzium im Knochen ordnungsgemäß eingelagert und verwertet werden kann.
- **Vitamin K** unterstützt die Bildung des Knochenproteins Osteocalcin zur Knochenbildung.
- **Fluor** stimuliert den Prozess des Knochenaufbaus.
- **Kalium** verhindert den Knochenabbau.
- **Kalzium** stärkt die Knochenstruktur.
- **Kupfer** wirkt beim Sauerstofftransport im Blut mit.
- **Magnesium** ist wichtig für die Nerven und Muskeln.
- **Mangan** fördert den Knochenstoffwechsel.
- **Zink** ist mitverantwortlich für alle Stoffwechselprozesse.

Anti-Aging-Kur für die Bandscheiben

Jede Körperzelle wechselt pro Stunde mehrere Hundert Mal ihren Wasseranteil aus. Nur frisches Wasser hält sie fit. Auch die Bandscheiben brauchen dieses Lebenselixier (Seite 21). Da der Bandscheibenkern zu 70 bis 90 Prozent aus Wasser besteht, wird er auch als Wasserkissen des Körpers bezeichnet. Eine gesunde Bandscheibe besteht übrigens aus beinahe ebenso viel Wasser wie eine Gurke. Wasser bedeutet für die Bandscheibe Leben und Überleben. Ist zu wenig Flüssigkeit vorhanden, trocknet sie aus und kann ihren Aufgaben nicht mehr gerecht werden. Das lässt uns die Wirbelsäule recht bald spüren.

Mit viel Wasser zu mehr Elastizität

Im fortgeschrittenen Alter nimmt der Wassergehalt im Bandscheibenkern stetig ab. Wasser wird durch Bindegewebe ersetzt, und das mindert die Elastizität erheblich. Da heißt es dann noch dringender: trinken, trinken, trinken! Kamele schaffen 100 Liter in zehn Minuten. Mindestens zwei bis drei Liter pro Tag sollten es bei Ihnen sein.

Ob das Wasser aber auch wirklich in der Bandscheibe ankommt, hängt davon ab, ob Sie sich bewegen (Seite 20). Denn erst der Wechsel von Belastung und Entlastung pumpt Wasser in die Bandscheibe. Viel Trinken allein reicht also nicht aus. Nur ausreichend Flüssigkeit in Verbindung mit steter Bewegung ist eine wirkliche Anti-Aging-Kur für die Bandscheiben und damit für den ganzen Rücken.

> Wasser ist mehr als ein Durstlöscher. Trinken Sie viel und regelmäßig!

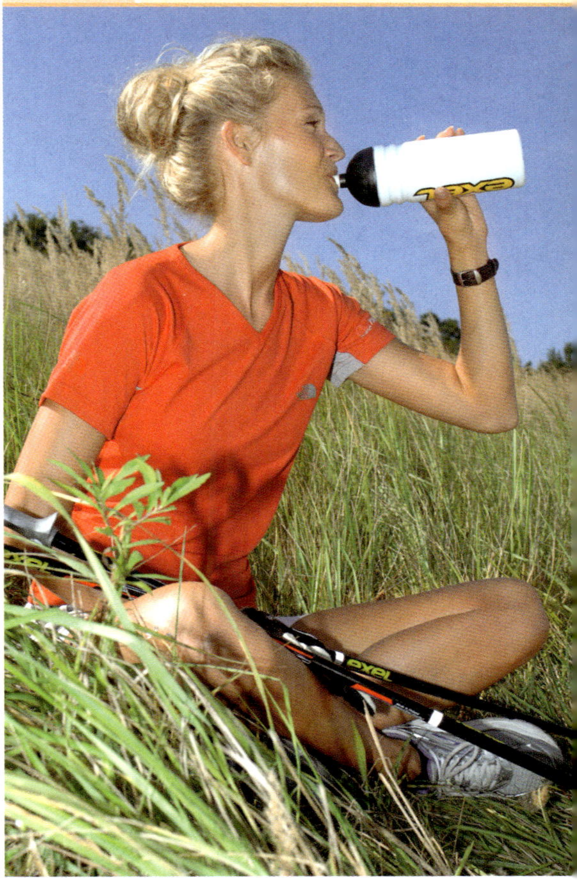

Zum Nachschlagen

Bücher, die weiterhelfen

› **Bleis, Carola:** *Feldenkrais. Fit und beweglich auf sanfte Art.* blv

› **Brenner Helmut:** *Entspannungs-Training.* Humboldt

› **Engel, Siegbert:** *Richtig Tai-Chi.* blv

› **Engel, Siegbert:** *Qi Gong – Das Übungsbuch. Innere Ruhe und Energie für den Alltag.* blv

› **Froböse, Ingo, Prof. Dr.; Hamm, Michael, Prof. Dr.:** *Vital ab 50.* Wort und Bild (nur in Apotheken oder direkt beim Verlag zu beziehen)

› **Froböse, Ingo, Prof. Dr.; Nellessen, Gisela, Dr.; Wilke, Christiane, Dr.:** *Training in der Therapie. Grundlagen und Praxis.* Urban und Fischer

› **Frucht, Stephan:** *Progressive Muskelrelaxation nach Jacobson. Gesprochene Anleitung mit Musik.* Audiobite

› **Herkert, Rolf:** *Das kleine Wellness-Buch. Fit und entspannt in 90 Sekunden.* dtv

› **Hirtz, Peter; Hotz, Arturo; Ludwig, Gudrun:** *Gleichgewicht. Bewegungskompetenzen.* Hofmann

› **Müller, Klaus; Schwesig, René; Kreutzfeldt, Annette:** *Rücken-Aktivprogramm.* Meyer + Meyer

› **Waddell, Gordon:** *The Back Pain Revolution.* Harcourt Publishers

Bücher aus dem GRÄFE UND UNZER VERLAG, München

› **Allendorf, Martina; Lehnert, Elke:** *Power Yoga. Workout für Körper und Seele*

› **Bimbi-Dresp, Michaela:** *Das große Pilates-Buch. Die Original-Übungen für alle Könnensstufen*

› **Buchhorn, Thomas, Dr. med.; Winkler, Nina:** *Das große GU Laufbuch*

› **Marckhgott, Barbara:** *Pilates. Schön, stark und beweglich – mit CD*

› **Schmidt, Mathias R., Dr.; Winski, Norbert; Helmkamp, Andreas:** *Nordic Fitness. Alle nordischen Varianten für Sommer & Winter*

› **Tempelhof, Siegbert, Dr. med.:** *Rückenschmerzen ganzheitlich behandeln*

› **Trökes, Anna; Arkenberg, Gisela:** *Yoga. Kraft für die Seele – mit CD*

› **Trökes, Anna:** *Yoga zum Entspannen – mit CD*

› **Tschirner, Thorsten:** *8 Minuten sind genug. Die neue Figurformel: Minimaler Aufwand, maximaler Erfolg*

Adressen und Links, die weiterhelfen

› **Berufsverband staatlich geprüfter Gymnastiklehrerinnen und -lehrer Deutscher Gymnastik-Bund DGymB e. V.**
Wasserschieder Str. 1
55765 Birkenfeld/Nahe
www.dgymb.de

› Bundesverband der deutschen Rückenschulen (BdR) e. V.
Kriegerstraße 38
30161 Hannover
www.bdr-ev.de

› Bundesverband selbstständiger Physiotherapeuten – IFK e. V.
Lise-Meitner-Allee 2
44801 Bochum
www.ifk.de

› Bundesverband staatlich anerkannter Berufsfachschulen für Gymnastik und Sport (BBGS)
c/o Sportschule des Landessportbundes Berlin
Priesterweg 4
10829 Berlin
www.bbgs-online.de

› Deutscher Dachverband für Tai Chi Chuan (Taijiquan) & Qigong
Am Elisabethgehölz 12
20535 Hamburg
www.tai-chi-zentrum.de

› Deutscher Sportbund
Otto-Fleck-Schneise 12
60528 Frankfurt am Main
www.dsb.de

› Deutscher Verband für Gesundheitssport und Sporttherapie e. V. (DVGS)
Vogelsanger Weg 48
50354 Hürth-Efferen
www.dvgs.de

› Deutscher Verband für Physiotherapie Zentralverband der Physiotherapeuten/ Krankengymnasten (ZVK) e. V.
Deutsche Freiheit 72–74
50679 Köln
www.zvk.org

› Forum Gesunder Rücken – besser leben e. V.
Postfach 3564
65025 Wiesbaden
www.forum-ruecken.de

› Zentrum für Gesundheit der Deutschen Sporthochschule Köln
Carl-Diem-Weg 6
50933 Köln
www.zfg-koeln.de
www.dshs-koeln.de

› Verband der ErgotherapeutInnen Österreichs
Schlagergasse 6
A-1090 Wien
www.ergotherapie.at

› Schweizer Physiotherapie Verband
Stadthof/Bahnhofstrasse 7b
CH-6210 Sursee
www.fisio.org

› Schweizerischer Verband für Gesundheitssport und Sporttherapie (SVGS)
Erspachstr. 5
CH-8932 Mettmenstetten
www.svgs.ch

Für folgende Krankenkassen hat der Autor auf der Grundlage des neuen Rückentrainings ein spezielles Konzept für Präventionskurse entwickelt:

› Barmer Ersatzkasse
Lichtscheider Str. 89–95
42285 Wuppertal
www.barmer.de

› Deutsche Angestellten Krankenkasse
Nagelsweg 27–31
20097 Hamburg
www.dak.de

› Techniker Krankenkasse
Bramfelder Straße 140
22305 Hamburg
www.tk-online.de

Sachregister

Dank

Ein herzliches Dankeschön des Autors an Nina Kehr für ihre tatkräftige Unterstützung und unermüdliche Einsatzbereitschaft.

Impressum

Wichtiger Hinweis

Alle Ratschläge und Übungen in diesem Buch wurden vom Autor sorgfältig recherchiert und in der Praxis erprobt. Sie sind für Menschen mit normaler Konstitution geeignet. Dennoch sind Sie selbst aufgefordert, in eigener Verantwortung zu entscheiden, ob und inwieweit Sie diese Vorschläge umsetzen können und möchten. Lassen Sie sich in allen Zweifelsfällen zuvor durch einen Arzt oder Therapeuten beraten. Weder der Autor noch der Verlag können für eventuelle Nachteile oder Schäden, die aus den im Buch gegebenen praktischen Hinweisen resultieren, eine Haftung übernehmen.

Programmleitung:
Ulrich Ehrlenspiel

Redaktion: Marion Schulz

Lektorat: Rita Maria Güther

Bildredaktion:
Henrike Schechter

Fotoproduktion: Tom Roch

Weitere Fotos: Avenue Images: Seite 120; Corbis: Seite 98, 104, 118; Digital Vision: Seite 41; GU-Archiv: Seite 8 (Andreas Hoernisch), Seite 121 (Leonhard Lenz), Seite 4, 110 (Tom Roch), Seite 89 (Marcel Weber); Jump: Seite 22 (M. Grundt), Seite 46 (M. Sandkühler), Seite 3, Seite 28 (K. Vey); Juniors Tierbildarchiv: Seite 115; Masterfile: Seite 112; Mauritius: Seite 2, 14, 34, 42 und U3 (Marie Krausova), Seite 117 (Andy Ridder); ZF Avenue Images: Seite 109

Illustrationen: GU-Archiv: Seite 25 (Detlef Seidensticker), Axel Hummert: Seite 30, Medical Picture: Seite 17, 18, 20, 26

Umschlaggestaltung und Innenlayout: independent Medien-Design

Coverfoto: Tom Roch

Herstellung: Petra Roth

Satz: Knipping Werbung GmbH, Berg/Starnberg

Lithos:
Repro Ludwig, Zell am See

Druck: Appl, Wemding

Bindung: Sellier, Freising

Die **GU-Homepage** finden Sie unter **www.gu-online.de**

GRÄFE UND UNZER

Ein Unternehmen der
GANSKE VERLAGSGRUPPE

DAS ORIGINAL MIT GARANTIE

Ihre Meinung ist uns wichtig. Deshalb möchten wir Ihre Kritik, gerne aber auch Ihr Lob erfahren. Um als führender Ratgeberverlag für Sie noch besser zu werden. Darum: Schreiben Sie uns! Wir freuen uns auf Ihre Post und wünschen Ihnen viel Spaß mit Ihrem GU-Ratgeber.

Unsere Garantie: Sollte ein GU-Ratgeber einmal einen Fehler enthalten, schicken Sie uns das Buch mit einem kleinen Hinweis und der Quittung innerhalb von sechs Monaten nach dem Kauf zurück. Wir tauschen Ihnen den GU-Ratgeber gegen einen anderen zum gleichen oder einem ähnlichen Thema um.

GRÄFE UND UNZER VERLAG
Redaktion Körper & Seele
Postfach 86 03 25
81630 München
Fax: 089/41981-113
E-Mail: leserservice@graefe-und-unzer.de

Umwelthinweis

Dieses Buch wurde auf chlorfrei gebleichtem Papier gedruckt. Um Rohstoffe zu sparen, haben wir auf Folienverpackung verzichtet.

ISBN-10 3-8338-0219-7
ISBN-13 978-3-8338-0219-5

3. Auflage 2007

Praktisch & fundiert

Fit – mit dem Ratgeber Fitness

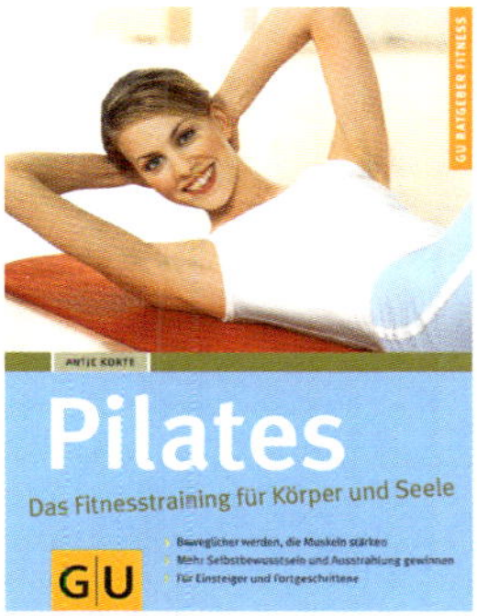

ISBN (10) 3-7742-6653-0
ISBN (13) 978-3-7742-6653-7
128 Seiten

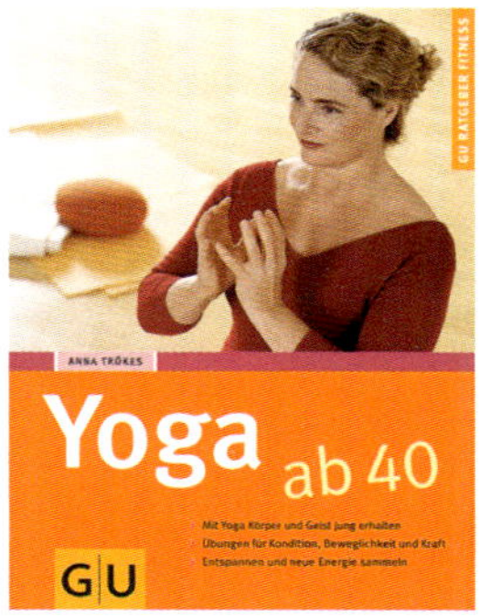

ISBN (10) 3-7742-6273-X
ISBN (13) 978-3-7742-6273-7
128 Seiten

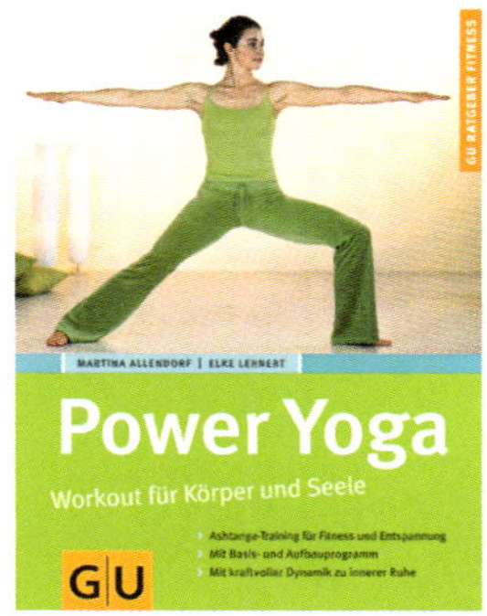

ISBN (10) 3-7742-7543-2
ISBN (13) 978-3-7742-7543-0
128 Seiten

Preis je Band: 12,90 € [D]

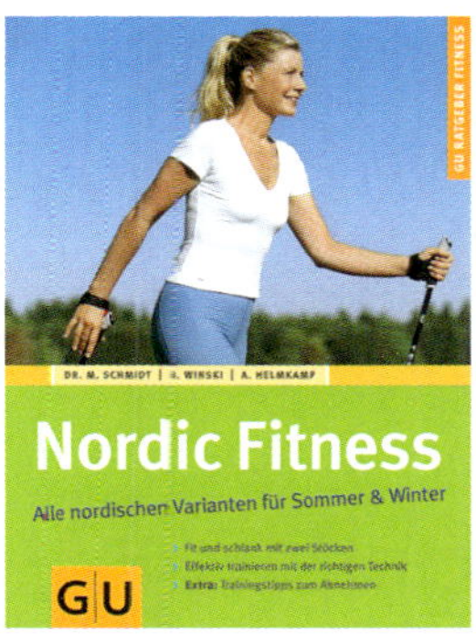

ISBN (10) 3-7742-6685-9
ISBN (13) 978-3-7742-6685-8
128 Seiten

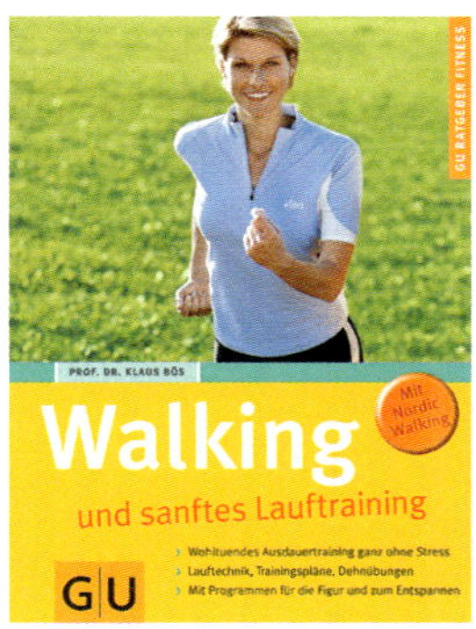

ISBN (10) 3-7742-6359-0
ISBN (13) 978-3-7742-6359-8
128 Seiten

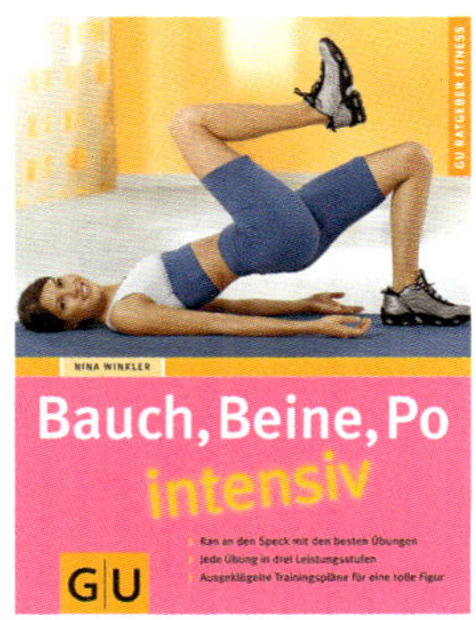

ISBN (10) 3-7742-6841-X
ISBN (13) 978-3-7742-6841-8
128 Seiten

Änderungen und Irrtum vorbehalten.

Das macht sie so besonders:

Kompetent – zu jedem Thema ein Top-Experte

Praktisch – zu Hause schnell und sicher umsetzbar

Klar – eingeteilt in Einführung, Praxis und Service

G|U

Willkommen im Leben.

Das Wichtigste auf einen Blick

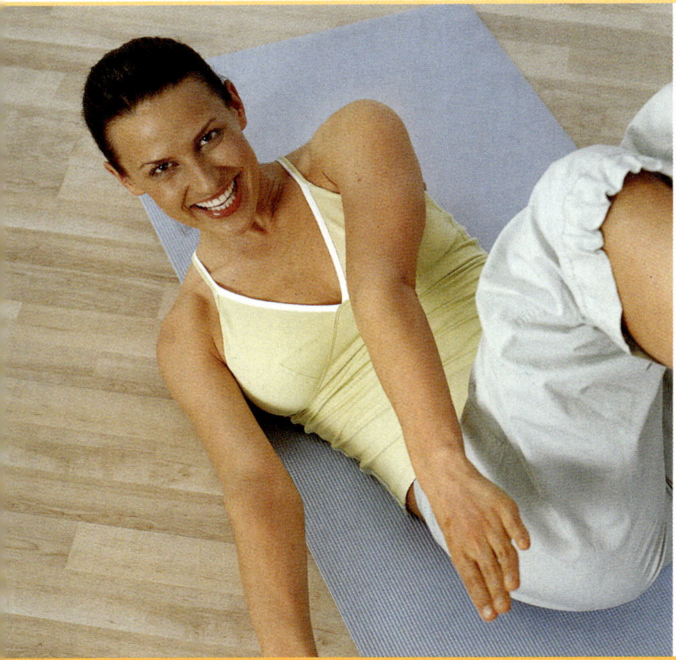

Effektiv und bewiesen

Das neue Rückentraining löst die überholte Rückenschule ab. Wertvolle Tipps statt starrer Regeln und überzeugende Anregungen statt einengender Verbote verhelfen zu einem fitten und gesunden Rücken. Denn jeder Mensch besitzt das Potenzial, das Problem Rückenbeschwerden eigenständig in den Griff zu bekommen.

Mit Ritualen zur Entspannung

Kleine Rituale sind der effektivste und schnellste Weg, um Körper und Psyche zur Ruhe kommen zu lassen. Eine entspannte Muskulatur und ein freier Geist unterstützen den Rücken dabei, den vielfältigen Belastungen des Alltags erfolgreich entgegenzuwirken.

SCHONUNG IST DER FALSCHE WEG

Nur maximal drei bis fünf Prozent aller Rückenbeschwerden sind ernsterer Natur. Meist liegt die Ursache in den Muskeln, den Bändern oder in den kleinen Wirbelgelenken. Diese Strukturen brauchen Bewegung, um »leben« zu können und nicht zu verkümmern. Schonung jedoch schwächt sie, verstärkt damit die Symptome und ist deshalb nie die richtige Lösung, auch wenn die Bewegung anfänglich noch schwer fällt.